LEÇONS

SUR LA

SYPHILIS

PRINCIPALES PUBLICATIONS SCIENTIFIQUES

DE L'AUTEUR

Contribution à l'étude du rhumatisme blennorrhagique. — Brochure. (Extrait du *Journal des connaissances médicales*). — Paris, 1878.

Altération spéciale des cellules épithéliales. — *Archives de physiologie*. — 1878.

Heureux effets de la faradisation localisée dans deux cas d'hémianesthésie et des courants continus dans un cas de contracture hystérique. — Mémoires de la Société de biologie. — 1879.

Recherches expérimentales et cliniques sur l'empoisonnement par l'aniline. — Mémoires de la Société de Biologie. — 1879.

Contribution à l'étude de la formation des vésicules et des pustules sur la peau et les muqueuses. — *Archives de physiologie*. — 1880. — (Travail *couronné* par la Société de Biologie, 1882).

Contribution à l'étude de la structure et du développement des productions pseudo-membraneuses sur les muqueuses et sur la peau. — *Archives de physiologie*, 1880. — (Travail *récompensé* par l'Académie de Médecine. — Mention au Prix St-Paul, 1882).

Recherches cliniques et anatomo-pathologiques sur les affections cutanées d'origine nerveuse. — Paris, 1881, — (Travail *couronné* par l'Académie de Médecine. — Prix Godard, 1882 ; par la Faculté de Médecine de Paris. — Médaille d'argent, 1882).

Contribution à l'étude des amyotrophies d'origine spinale secondaires et des lésions nerveuses périphériques. — *Progrès médical*, 1881.

Article trophonévrose du Dictionnaire de Médecine et de Chirurgie pratiques, 1883. — Ce travail constitue le complément d'une série de travaux sur les maladies de la peau d'origine nerveuse, lesquels ont été *couronnés par l'Institut*. (Grand prix de Médecine et de Chirurgie. — Prix Montyon, 1884.

Des bains continus et de leur emploi en thérapeutique cutanée, — *Journal de Thérapeutique*, 1882.

Recherches sur l'inoculation du lupus. — Societé de Biologie, 1882.

Recherches expérimentales et histologiques sur la nature du lupus. (En collaboration avec le professeur Cornil). *Archives de physiologie*. — Mars, 1884.

Nature du lupus vulgaire. — Communication au Congrès international des Sciences médicales de Copenhague, 1884, et *Progrès médical*, 1884.

Nature et anatomie du psoriasis lingual. — *Progrès médical*, 1883.

Contribution à l'étude du purpura. — *Annales de Dermatologie*, 1884.

Sur une variété nouvelle de périfolliculites conglomérées en placards. — *Annales de Dermatologie*, 1884.

Dermite professionnelle spéciale. — (Eczéma des fileurs et des varouleurs de lin). — *Annales de Dermatologie*, 1885.

Caractères cliniques d'une grande utilité au point de vue du diagnostic du chancre et de l'herpès. — *Journal des Connaissances médicales*, 1885.

(Les travaux précédents, réunis avec plusieurs autres Mémoires sous la rubrique : *Études Dermatologiques*, ont été couronnés en 1885, par l'Académie de Médecine : Prix Barbier).

De la destruction du chancre comme moyen abortif de la syphilis. — *Annales de Dermatologie*, 1881.

A propos de quelques cas de syphilis héréditaire tardive. — (En collaboration avec le Dr Perrin). — *Annales de Dermatologie*, 1881.

Dilatation de l'estomac d'origine nerveuse. — *Revue de médecine*, 1883.

SOUS PRESSE :

Traité de la lèpre, avec un grand *Atlas*.

PUBLICATIONS DU *PROGRÈS MÉDICAL*

LEÇONS

SUR LA

SYPHILIS

Professées à l'Hôpital Saint-Sauveur

PAR

Henri LELOIR

PROFESSEUR DE CLINIQUE DES MALADIES CUTANÉES ET SYPHILITIQUES
A LA FACULTÉ DE MÉDECINE DE LILLE
MÉDECIN DE L'HÔPITAL SAINT-SAUVEUR
LAURÉAT DE L'INSTITUT (Prix de Médecine et de Chirurgie. Prix Monthyon. 1884)
LAURÉAT *bis* DE L'ACADÉMIE DE MÉDECINE (Prix Godard 1882,
Prix Barbier 1885)
MEMBRE HONORAIRE DE LA SOCIÉTÉ ANATOMIQUE
MEMBRE CORRESPONDANT ET LAURÉAT DE LA SOCIÉTÉ DE BIOLOGIE, ETC.

Avec plusieurs figures intercalées dans le texte

PARIS

Aux Bureaux du PROGRÈS MÉDICAL
14, rue des Carmes, 14

A. DELAHAYE et E. LECROSNIER
LIBRAIRES-ÉDITEURS
Place de l'École-de-Médecine

1886

AVANT-PROPOS

Ces leçons ont été professées à la Clinique des maladies cutanées et syphilitiques de la Faculté de médecine de Lille, du mois de décembre 1884 au mois de mars 1885. Elles ont paru dans le *Progrès médical* en 1885-1886. Ce sont ces cliniques revues, corrigées et augmentées que je publie.

Pour rendre plus saisissante l'étude difficile de la contamination syphilitique, de la marche du virus dans l'organisme, des réactions que ce virus détermine dans nos tissus, j'ai suivi pas à pas l'évolution d'une parcelle de virus syphilitique déposée en un point du tégument.

J'ai eu soin dans cette étude de laisser de côté les discussions stériles, et de ne m'appuyer que sur des faits précis et minutieusement observés. Ce sont, en effet, des leçons cliniques que je voulais faire et non un Traité théorique.

Mais, comme la véritable clinique ne peut exister sans l'anatomie pathologique ; comme en dermato-syphiligraphie, plus peut-être que partout ailleurs, le clinicien doit s'attacher à penser anatomiquement, j'ai donné à l'anatomie pathologique une part suffisante dans ces leçons. J'espère avoir pu ainsi élaguer bien des choses inutiles, simplifié la question, et gagné du temps en faisant mieux saisir ma pensée.

Les Editeurs ont cru devoir ajouter à ces cliniques ma leçon d'ouverture (1884), où se trouve exposé mon programme d'enseignement dermato-syphiligraphique. Je les en remercie.

Lille, mai 1886.

Professeur Henri LELOIR.

PREMIÈRE LEÇON

Leçon d'ouverture.

Messieurs,

C'est d'une façon lente et progressive, mais fatale, que nous voyons se modifier l'enseignement supérieur de la médecine. A la période synthétique des dernières années, succède une période d'analyse. Par suite de l'extension croissante de nos connaissances médicales, on arrive à la création des chaires spéciales. L'on n'a pas ainsi pour but, remarquez-le bien, de pousser dès le début de ses études, tel ou tel médecin dans telle ou telle direction, dans telle ou telle spécialisation ; mais l'on veut, par cette spécialisation de l'enseignement supérieur, que le professeur, connaissant à fond ce qu'il doit enseigner, puisse fournir un enseignement clair, homogène, travaillé, complet en un mot. N'allez pas croire que cette tendance actuelle à la spécialisation indique l'absence de connaissances générales de la médecine; il n'en est rien, et l'étude de la dermato-syphiligraphie en est le meilleur exemple, comme vous le verrez tout à l'heure.

Il faut, pour être un bon dermato-syphiligraphe, posséder des connaissances étendues de pathologie générale, d'anatomie pathologique, de pathologie expérimentale, etc., sous peine de ne pas déterminer d'une façon précise la nature de l'affection cutanée que l'on a sous les yeux, d'en méconnaître la pathogénie.

Messieurs, le temps n'est plus où l'enseignement officiel de la dermatologie et de la syphiligraphie était confié soit au professeur de pathologie interne, soit au professeur de pathologie externe, ou même était souvent complètement négligé ou oublié dans les Facultés. Il n'y a pas longtemps encore qu'en France, à Paris, l'enseignement officiel de la dermatologie était nul, et que le seul enseignement de dermato-syphiligraphie que pussent trouver les élèves était l'enseignement volontaire, spontané, non officiel qui leur était donné non par des professeurs de Faculté, mais par des médecins des hôpitaux. Cet enseignement libre était, il est vrai, des plus brillants, grâce à la puissance du génie de maîtres comme Ricord, Bazin, Hardy, etc , et certes, sans ces grands dermatologistes, l'enseignement des maladies cutanées et syphilitiques serait complètement tombé en France ; car, je le répète, la dermatologie n'était pas enseignée dans les Facultés de médecine et ce n'est que par hasard que l'on voyait un professeur de la Faculté de Paris, Rayer, faire sur les maladies de la peau un traité, traité d'ailleurs immortel.

Ces temps-là sont changés par la force des choses, par la loi de l'évolution. Quand notre enseignement volontaire, excellent par les hommes, mais insuffisant par l'appui et les secours dérisoires qui lui étaient donnés, s'est trouvé en présence de l'enseignement officiel fortement organisé de l'Autriche et de l'Allemagne, son infériorité est devenue notoire. Alors, malgré l'excellence des médecins des hôpitaux spéciaux de Paris, malgré la prodigieuse quantité de malades que contient cette capitale, on vit peu à peu les élèves étrangers et même des élèves français, quitter à regret l'enseignement brillant, mais irrégulier, de l'hôpital Saint-Louis, pour aller chercher à Vienne un enseignement coordonné, officiel, organisé, complet en un mot. Alors, mais un peu tardivement peut-être, le gouvernement s'émut, les corps scientifiques s'émurent, et on créa dans les Facultés de Paris et de Lyon, des chaires cliniques des maladies cutanées et syphilitiques. Ces créations rencontrèrent bien dans certains cas quelques oppositions comme toutes les choses nouvelles et excellentes pouvant léser des intérêts particuliers et mesquins. Et, fait qui n'étonnera pas un psychologiste, ces oppositions ne vinrent pas du gouvernement ou des municipalités qui assumaient ainsi de nouvelles charges, mais de certains membres, passez-moi le mot, par trop conservateurs des corps constitués.

Il n'en a pas été de même de notre chère ville de Lille. Ici, gouvernement, municipalité, faculté, tous ont été d'accord unanime pour voter ou demander la création de cette chaire nouvelle, la troisième chaire de dermato-syphiligraphie française. Ils sentaient bien en effet la nécessité qu'il y avait à créer après les chaires de Paris et de Lyon une chaire de cette importance à Lille : cela, et dans l'intérêt général de l'enseignement, en s'appuyant sur le grand principe de la division du travail, et dans l'intérêt de notre chère Faculté, dont l'enseignement doit être aussi complet, aussi parfait que possible, menacée quelle est toujours par une rivale dangereuse.

Quelques élèves dans les différentes Facultés où furent crées ces chaires nouvelles virent survenir avec effroi la possibilité de l'augmentation du programme aux examens. Ils pensaient qu'on allait leur farcir le cerveau de choses nouvelles et inutiles, bien inutiles puisque, disaient-ils, ils n'avaient pas l'intention de se spécialiser. Soyez persuadés, Messieurs, que le but de la direction de l'enseignement supérieur, que le but de vos maîtres n'est pas de vous surcharger de besogne, de besogne inutile surtout, mais bien de vous permettre d'apprendre plus facilement et plus complètement des choses qu'aucun médecin praticien ne peut ignorer sous peine d'erreurs et de mécomptes journaliers. Et, en effet, de toutes les branches de la médecine, il n'en est peut-être pas une dont la connaissance approfondie soit aussi utile, aussi nécessaire au médecin praticien que la dermato-syphiligraphie.

J'insisterai peu sur la nécessité qu'il y a pour tout médecin de connaître d'une façon approfondie la *syphilis*, cette maladie si répandue, si banale pour ainsi dire, qui frappe l'homme directement, la mère par conception, l'enfant d'une façon moins directe et se manifestant parfois par des accidents survenant très tardivement après la naissance. Tout médecin doit connaitre, je le répète, d'une façon approfondie la syphilis dans ses différentes modalités, car bien des fois dans sa carrière il aura affaire à cette maladie si redoutable, parfois si insidieuse, mais dont les manifestations cèdent heureusement si facilement lorsque leur origine est reconnue et qu'elles sont traitées d'une façon rationnelle. Pour vous montrer l'importance qu'il y a à connaître la syphilis, je vous citerai seulement quelques exemples, pris au hasard, mais que tous vous rencontrerez certainement plus tard dans votre pratique.

Dès le début, Messieurs, le plus tôt possible, il importe de déterminer si l'on est en présence de la syphilis ou non. Un individu épouvanté vient vous consulter : il a eu il y a quelque temps des rapports avec une femme suspecte ; il lui est survenu il y a quelques jours une lésion dont il veut que vous déterminiez aussitôt la nature. Ce diagnostic, il le veut, il l'exige ; car il est marié, ou il doit se marier sous peu, ou enfin il est tellement affolé par la terreur de la syphilis qu'il ne peut plus rester dans le doute plus longtemps et ira au besoin trouver 10 ou 20 médecins (j'en ai vu des exemples.) Dans d'autres cas, c'est une nourrice ayant donné à téter à un enfant étranger suspect, qui est atteinte d'une lésion du mamelon et qui vient vous demander si elle peut continuer à donner à téter à son propre enfant, enfant vigoureux et bien portant. On bien c'est un individu atteint d'un chancre de la lèvre qui vient demander votre avis, ignorant absolument la nature du mal dont il est atteint. Dans des cas plus rares, c'est un sujet atteint de chancre du doigt qui vient par hasard vous consulter pour une lésion à laquelle il n'accorde d'ailleurs aucune importance, et ce malade se trouve être parfois précisément une accoucheuse, une commère, etc. Eh! bien, Messieurs, il dépend de vous, de vos connaissances en syphiligraphie, d'empêcher dans ces circonstances le mari d'infecter sa femme, la mère nourrice d'infecter son propre enfant, l'individu atteint de chancre buccal d'infecter son propre entourage, la sage-femme d'infecter l'accouchée, etc. Et réciproquement, il dépend de vous de tirer du désespoir un malheureux, en lui démontrant que la lésion dont il est atteint n'est nullement syphilitique.

N'allez pas croire que ce diagnostic du chancre soit toujours chose facile, il n'en est rien : il faut avoir vu un grand nombre de chancres pour arriver à porter toujours nettement et sûrement ce diagnostic et encore peut-on se tromper quelquefois. Je ne vous parle pas des cas difficiles où les maîtres eux-mêmes hésitent. Je ne parle pas de l'herpès des organes génitaux ou du chancre mou, dont le diagnostic exige déjà une certaine science syphiligraphique; mais j'ai vu, et cela à plusieurs reprises, et non pas chez des gens du monde, mais chez des étudiants en médecine, des lésions de gale des organes génitaux, être prises pour des chancres. Bien plus, j'ai vu des chancres infectants des plus caractéristiques passer inaperçus, être négligés; car, disaient leurs porteurs, c'était trop peu de chose pour que ce fût sérieux, cela ne méritait pas la peine que l'on s'en occupât. Cette parole, que j'ai entendu prononcer par quelques étudiants en médecine et en pharmacie, vous l'entendrez souvent dans votre pratique.

Le diagnostic des accidents secondaires de la syphilis est loin d'être aussi facile qu'on pourrait le croire au premier abord ; l'on voit par exemple le pityriasis rosé de Gibert être pris par des médecins, et des médecins distingués, pour une roséole syphilitique ; le lichen plan être pris pour une syphilide à petites papules et cette erreur est encore commise actuellement tous les jours par des médecins instruits, par des médecins éminents même. Or, voyez de quelles conséquences peut être, dans ces cas-là l'erreur du médecin : on bourrera le malade de mercure, sans résultat d'ailleurs ; on lui jettera le désespoir dans l'âme en lui faisant croire qu'il a la syphilis ; on pourra même le pousser au suicide ; cela arrive quelquefois. Et, d'autre part, que répondre au malade si, ayant été demander l'avis d'un autre médecin, il vient dire que l'on a pris pour une syphilide une affection bénigne et de nature toute différente ?

Quelles ne seront pas les funestes conséquences d'une erreur de diagnostic si, dans les périodes plus tardives de la vérole, vous méconnaissez les phénomènes que vous avez sous les yeux ? Quels reproches ne sera-t-on pas en droit de vous faire et ne vous ferez-vous pas vous-mêmes, si vous méconnaissez par exemple une gomme syphilitique, laquelle non traitée, peut laisser à sa suite des désordres effroyables sur lesquels il est inutile d'insister et que quelques grammes de mercure et d'iodure de potassium auraient suffi à faire disparaître et résorber complètement sans cicatrice, ni perforation, ni délabrements ultérieurs ? Quels remords n'aurez-vous pas si vous avez méconnu une syphilis nerveuse grave, et que votre ignorance ait rendu hémiplégique ou paraplégique pour toujours, ait quelquefois même occasionné la mort d'un sujet qu'un traitement spécifique énergique et bien coordonné aurait presque sûrement sauvé ?

Dans certains cas, Messieurs, votre sagacité sera soumise à des épreuves encore plus rudes, dont vous ne pourrez triompher que par une connaissance sérieuse de la syphiligraphie : je veux parler de ces syphilis ignorées si fréquentes, surtout chez la femme, et sur l'importance desquelles a tant insisté dans ses livres et cliniques, mon maître Fournier. Exemple : une dame, une dame du meilleur monde et d'une réputation irréprochable, vient me trouver atteinte d'une lésion tuberculo-ulcéreuse de la face et du cou, d'une ulcération profonde et bourbillonneuse du voile du palais, menaçant de perforer celui-ci et d'enlever complètement la luette. La situation était la suivante : il m'était impossible d'obtenir aucun renseignement ou aucun aveu sur une syphilis antérieure et cela : 1° parce que toute manifestation spécifique était passée complètement inaperçue à la malade; que j'étais en présence d'une syphilis ignorée en un mot, fait des plus fréquents, je le répète, surtout chez la femme. 2° Parce que cette dame étant mariée, mère de famille, de réputation et de mœurs irréprochables, mon interrogatoire devait être très délicat et qu'une maladresse de ma part pouvait amener des désordres graves dans le ménage.

Dans ce cas-là, mon diagnostic devait se faire uniquement sur les caractères objectifs des lésions observées, je ne pouvais tirer aucun renseignement des commémoratifs. Devant les caractères particuliers, précis des lésions élémentaires, il n'y avait pas à hésiter et je me posais à moi-même le diagnostic : syphilide tuberculo-ulcéreuse à marche serpigineuse, gomme du voile du palais. J'instituai un traitement anti-syphilitique approprié et en cinq semaines cette vaste syphilide tuberculo-ulcéreuse serpigineuse presque aussi vaste que celle dont je vous fais passer le moulage sous les yeux, cette gomme de la gorge qui devait entraîner une perforation énorme du palais étaient complètement cicatrisées. Je vous laisse à penser ce que serait devenue cette malade si elle n'avait pas été traitée.

Parfois même, et j'aurai à y revenir bien souvent dans mes cliniques, les conditions du diagnostic sont encore plus difficiles. On se trouve en présence d'un enfant d'une douzaine d'années environ, présentant des lésions le plus souvent prises pour des lésions scrofuleuses et traitées comme telles par la plupart des médecins ; ainsi traitées, ces lésions s'éternisent, amènent des désordres irréparables. Si, au contraire, vous connaissez à fond les caractères de la syphilis héréditaire tardive, ou mieux (selon moi) des manifestations tardives de la syphilis infantile, telle qu'elle a été décrite par Hutchinson, par mon maître Fournier, par le regretté Parrot, vous pourrez dans bien des cas guérir comme par enchantement quelques-uns de ces pauvres êtres considérés comme des scrofuleux inguérissables, abandonnés de tous et même des médecins. Je pourrais multiplier ces exemples à l'infini. Ces quelques faits suffisent, je l'espère, pour vous montrer que tout médecin doit connaître à fond la syphilis.

Une connaissance exacte et profonde de la *dermatologie* n'est pas moins d'une nécessité journalière pour le médecin. Je n'ai pas à vous dire combien sont nombreuses et abondantes les maladies de la peau tant à la ville qu'à la campagne. Je n'ai pas à insister ici sur la gravité d'un grand nombre d'entre elles, gravité dépendant aussi bien de leur siège, de leur ténacité, des désordres considérables qu'elles peuvent produire, que de leur retentissement sur l'état moral et sur la santé générale du malade qui en est atteint.

Je ne vous citerai que quelques faits pris au hasard pour vous montrer de quelle importance est la connaissance exacte, le diagnostic précis des maladies de la peau et pour vous montrer également combien fréquentes sont les erreurs de diagnostic et combien ces erreurs peuvent être préjudiciables au malade. 1er Exemple : s'il est une affection banale dans toute l'expression du terme et dont le diagnostic semble aux personnes ignorantes de la dermatologie, devoir être fait avec facilité, cette affection est à coup sûr la gale. Eh ! bien, Messieurs, souvent vous verrez cette affection méconnue et traitée pour toute autre chose même par des médecins expérimentés. C'est ainsi que je fus consulté en 1881 par un porteur de la Banque de France atteint depuis deux ans d'une affection cutanée généralisée à presque tout le corps, sauf à la tête et au cou. Les membres de cet individu, son tronc, ses fesses étaient couverts de croûtes, de pustules d'ecthyma et même d'ulcérations. Depuis deux ans, ce malade avait consulté onze médecins. Les uns lui avaient dit qu'il était atteint d'eczéma ou de dartre ; et alors, suivant leur inspiration particulière, l'avaient bourré ou d'arsenic ou d'alcalins, l'avaient accablé de bains d'amidon. D'autres, au contraire, et je me demande vraiment pourquoi, lui avaient dit qu'il était syphilitique, et, pour combattre cette vérole imaginaire, l'avaient bourré de mercure et d'iodure de potassium ! Malgré ces traitements (qui, entre parenthèses, lui avaient coûté fort cher) l'affection de la peau allait toujours en augmentant. Le malade, par suite des démangeaisons atroces auxquelles il était en proie, goûtait à peine un repos de quelques heures lorsqu'il finissait par s'endormir le matin après une longue nuit d'insomnie. Enfin, ce qui l'étonnait encore, c'est que sa femme était dans le même état que lui. Je fis déshabiller complètement ce malade et, par suite de la localisation et de l'aspect particulier de son éruption, je vis bientôt que je devais être en présence d'une vieille gale invétérée. Je finis par pouvoir poser ce diagnostic d'une façon absolue, lorsque, après de longues et minutieuses recherches, j'eus découvert sur le talon gauche du sujet, un sillon des plus caractéristiques. Je prescrivis à ce malade ainsi qu'à sa femme le traitement ordinaire de la gale et quelque temps après, ils revenaient me voir complètement guéris.

Autre exemple : il est une affection grave toujours, terrible dans certains cas, par suite de la rapidité avec laquelle elle peut détruire des surfaces plus ou moins étendues de la peau et des muqueuses de la face en particulier. Je veux parler du lupus et de sa forme rapidement destructive, le lupus vorax. Or, dans certains cas, il est arrivé, et tous les dermatologistes ont pu en voir des exemples, que de pareils lupus considérés par des médecins comme des syphilides, aient été traités uniquement par le traitement anti-syphilitique interne, ou que, dans d'autres cas, croyant avoir affaire à un simple impetigo de la face, ces mêmes médecins se soient bornés à appliquer sur ce lupus de vulgaires cataplasmes. Une pareille incurie devait amener des résultats déplorables : en quelques mois, en quelques semaines même, le nez et des portions étendues de la face se trouvaient détruits, rongés par d'affreuses ulcérations, laissant à leur suite des cicatrices horribles et indélébiles. Or, il est certain que si le lupus avait été reconnu et traité comme tel d'après les méthodes des scarifications linéaires, ou mieux des cautérisations linéaires on aurait pu, au bout d'un temps relativement court, arrêter la marche de la lésion, la limiter, la guérir complètement avec des cicatrices peu accentuées eu égard à l'intensité du mal. Vous avez sous les yeux un bel exemple de ce que peut faire le traitement rationnel du lupus.

Dernier exemple : Quels ne seront pas les funestes conséquences de l'ignorance du médecin traitant, s'il prend pour un pityriasis ou un eczéma sec le pityriasis alba parasitaire de la barbe chez l'homme, la teigne tondante chez l'enfant ? Il en résultera pour l'individu, pour l'homme un sycosis phlegmoneux horrible de la face, sycosis phlegmoneux pouvant dans certains cas aller jusqu'à menacer la vie du malade. Pour l'entourage de ces individus, il en résultera des causes de contagion puissantes, et c'est ainsi par exemple, qu'une simple erreur de diagnostic aura pour résultat une épidémie de teigne dans toute une école ou asile de petits enfants. Or, ce diagnostic on devait le faire, il était certain, si on avait connu la trichophytie cutanée.

Pour terminer, je vous ferai remarquer, Messieurs, qu'il ne faut pas croire que ces diagnostics soient chose facile. Des médecins distingués hésitent et se trompent souvent, même dans certains cas où il s'agit uniquement d'une affection cutanée vulgaire. A coup sûr vous vous tromperez si vous n'avez pas vu de cas analogues. si vous n'avez pas encore entièrement étudié l'affection pour laquelle vous serez consulté.

Mais, Messieurs, et ceci vient élargir d'une façon considérable le champ de la Dermatologie, cette science ne se borne pas uniquement à l'étude de l'altération cutanée, au diagnostic des lésions élémentaires; *elle doit pousser plus loin et étudier, chercher la cause intime de la lésion cutanée.*

Vous savez que surtout, depuis notre immortel Bazin on divise les dermatoses en dermatoses de cause externe et en dermatoses de cause interne. 1° *Dermatoses de cause externe.* — Laissant de côté les dermatoses parasitaires proprement dites, la plupart de ces dermatoses proviennent de l'action irritante produite sur la peau par les circumfusa, les applicata, les vêtements, etc., etc. C'est vous dire que le dermatologiste doit en même temps être un hygiéniste, car dans ces cas les dermatoses sont secondaires à des modifications de l'hygiène dues à la profession du malade (gale des épiciers, des cimentiers, etc.) ou à toute autre cause. Ce groupe de dermatoses guérit en général rapidement quand on en a trouvé la cause déterminante. *Sublata causa, tollitur effectus.*

2° Mais, Messieurs, très souvent la dermatose est de *cause interne.* Certes, et le fait est incontestable, et sa démonstration constitue l'un des principaux mérites du grand Hébra, certes la peau peut être atteinte d'une façon en quelque sorte autonome par la maladie, comme peut l'être tout viscère, tout organe de notre corps. Mais le plus souvent, ainsi que l'ont si bien montré Alibert, Rayer, Bazin, Hardy et l'école française, si l'ont fouille avec soin tous les antécédents personnels ou héréditaires du malade, si l'on suit le sujet avec patience pendant des années, on constatera qu'il existe des rapports indéniables contre l'efflorescence cutanée et une altération héréditaire ou non, passagère ou chronique, accentuée ou légère de la santé générale du sujet. Vous voyez, Messieurs, que j'évite avec soin de prononcer le mot de diathèse pour ne pas désigner un peu à la légère pour notre époque des états mal définis de notre organisme, et ne pas me contenter simplement d'un mot.

Et cependant, quoi qu'en dise l'Ecole de Hebra, il est incontestable que souvent, très souvent, les affections de la peau sont en relation directe avec une diathèse. Laissant de côté la diathèse herpétique de Bazin qui s'est effondrée dans ces derniers temps (bien que n'étant peut-être pas aussi nulle qu'on veut bien le dire), il est certain que dans bien des cas vous trouverez les éruptions cutanées en relation directe avec les diathèses arthritiques et goutteuses. Vous verrez souvent des poussées d'acné, de psoriasis, d'eczéma, précédant, coïncidant ou alternant avec d'autres manifestations de la diathèse arthritique et s'amendant comme celles-ci sous l'influence d'un traitement approprié. Vous verrez souvent des affections superficielles ou profondes de la peau et des muqueuses indiquer d'une façon certaine chez le sujet l'existence ou l'imminence de la diathèse scrofulo-tuberculeuse. Vous voyez, donc Messieurs, que l'étude de la Dermato-Syphiligraphie nous conduit fatalement à l'étude des grandes diathèses, la diathèse scrofulo-tuberculeuse, la diathèse arthritique, la diathèse syphilitique et enfin, si tant est que celles-ci existent, les diathèses herpétique et cancéreuse. Dans d'autres cas, les modifications produites dans l'économie par la glycosurie, par l'albuminurie ou par une intoxication aiguë ou chronique, chimique, tellurique ou autre (copahu, cubèbe, mercure, arsenic, ergot de seigle, alcool, paludisme, etc., etc.) se manifesteront du côté de la peau par des efflorescences particulières qu'il importe de connaître. Souvent cette dermatose sera le premier signe qui attirera votre attention sur l'existence de telle ou telle diathèse, de telle ou telle intoxication. Souvent ce sera le premier cri entendu par le médecin ou le malade, de l'organisme en souffrance.

En résumé, Messieurs, je terminerai par cette phrase écrite en 1835 par le grand Rayer : « L'observation de chaque jour rend plus frappante cette vérité que l'étude des maladies de la peau ne peut être séparée de la pathologie générale et de celle des autres affections morbides avec lesquelles elles ont des rapports nombreux et variés. La connaissance de ces maladies entraîne celle des infections générales, des vices héréditaires, des effets de régime, etc. ; elle comprend celle des maladies qui les ont précédées, des lésions internes qui les accompagnent, l'appréciation des modifications organiques qui succèdent à certaines éruptions, la prévision des maladies qui peuvent survenir après leur disparition. Mais pour que ces vues générales acquièrent une utilité pratique, pour qu'elles puissent être appliquées avec fruit au traitement des affections cutanées, l'étendue de ces rapports et de ces influences, frappante dans certains cas, contestée ou tout à fait nulle dans d'autres, doit être étudiée et appréciée autant que possible dans les espèces et même dans les individualités morbides, avec toutes leurs conditions et tous leurs éléments. »

Vous voyez donc que la clinique dermatologique nécessite des connaissances étendues de pathologie générale, car, dans les dermatoses, il ne suffit pas de traiter localement la lésion élémentaire cutanée, mais encore et surtout il faut modifier l'état général du malade ; en un mot, traiter la diathèse, l'infection, l'altération quelconque de l'organisme, sous peine non seulement de ne pas guérir la maladie de la peau, mais encore de laisser mourir son sujet.

Enfin, Messieurs, dans des circonstances fréquentes, ainsi que je l'ai montré et ainsi que cela a été souvent vérifié depuis, la peau doit être considérée comme le miroir du système nerveux, et souvent une lésion cutanée fera diagnostiquer une lésion nerveuse qui, sans elle, serait passée inaperçue ou n'aurait été reconnue que plus tard. Exemple : Des cas d'angine herpétique, de zona, de vitiligo, précédant et annonçant des affections nerveuses (tumeurs cérébrales, maux de Pott, paralysie générale, ataxie, etc.) dont elles n'étaient certainement que le premier symptôme, ainsi que vous pouvez vous en convaincre en lisant les observations relatives à ces faits.

Vous voyez donc, Messieurs, de quelle nécessité est l'étude de la dermato-syphiligraphie, tant à la pathologie générale qu'à la pathologie spéciale (nerveuse, infantile, etc.).

Il n'est pas jusqu'à la médecine légale qui ne puisse, dans bien des cas, être aidée notablement par la dermato-syphiligraphie. Comme preuve de ceci, je ne vous citerai qu'un seul exemple dont j'ai été témoin : Il s'agit d'une petite fille de onze ans, qui, d'après le dire de ses parents et son propre dire, aurait été violée par un individu, qui fut confronté avec l'enfant en ma présence. Les parents de la jeune fille invoquaient surtout en faveur du viol par cet individu (viol qui aurait été consommé sept jours avant la confrontation), la présence d'un chancre infectant sur la grande lèvre de l'enfant et la présence d'une ulcération sur la verge de l'accusé. Or, l'enfant avait bien réellement un chancre infectant, mais l'accusé était atteint de chancre mou. Il était donc impossible d'admettre que le chancre simple de l'accusé fût la cause du chancre induré de l'enfant.

Messieurs, je viens de vous présenter la chaire et son but. Je veux maintenant, en quelques mots, vous exposer quel sera mon système d'enseignement. Cet enseignement sera surtout un enseignement clinique, car je suis clinicien avant tout. Je vous ferai donc étudier le plus de maladies de la peau possible, en vous mettant sous les yeux le plus d'exemples possible.

Or, comment devrez-vous procéder lorsque vous étudierez un malade atteint d'une affection cutanée? Je vais essayer de vous montrer la meilleure façon de procéder, selon moi, en examinant un malade devant vous. Remarquons, avant de commencer, qu'il est absolument nécessaire que le malade puisse être vu des pieds à la tête, sur toutes ses faces, pour qu'aucun centimètre carré de la surface cutanée ou muqueuse ne puisse échapper aux regards du médecin, car c'est là précisément peut-être que se trouve la signature de la maladie, la clef du diagnostic. Rappelez-vous donc bien ce fait au sujet duquel je pourrais vous citer de nombreuses anecdotes : la dermatologie n'aime pas les voiles.

Etudions donc ce malade :

I. — Je commence par étudier la modalité éruptive, c'est-à-dire la lésion élémentaire.

1° Etude de la lésion dans son aspect :
- A. — Aspect du début ;
- B. — Evolution et transformation.
- C. — Lésion élémentaire majeure. Y a-t-il ou non polymorphisme.

II. — L'ensemble des lésions élémentaires constitue l'éruption. Donc étude de l'éruption.

1° Dans son évolution.
- A. — Procède-t-elle par poussées. Est-elle successive ?
- B. — Ou au contraire évolue-t-elle d'une façon ininterrompue ?

2° Siège de l'éruption.
- A. — L'éruption est-elle symétrique ou non?
- B. — Quel est son siège de prédilection ?
- C. — Où va-t-elle le plus rarement; où ne va-t-elle pas ?
- D. — Est-elle généralisée ou localisée ?
- E. — Il faut toujours chercher s'il n'y a pas également éruption du côté des muqueuses, si l'exanthème n'est pas accompagné d'un énanthème?

III. — Cette éruption s'accompagne-t-elle de phénomènes subjectifs locaux, et s'il y en a, quels sont-ils? et sont-ils les mêmes au début que dans le cours ou à la fin de la maladie ?

IV. — Cette éruption s'accompagne-t-elle de phénomènes généraux ? Dans ce cas nous ne sommes plus en présence d'une simple éruption, d'une simple efflorescence cutanée, mais bien en présence d'une maladie dont un des phénomènes extérieurs est l'efflorescence cutanée. La maladie se trouve alors constituée par l'ensemble des phénomènes généraux et locaux.

Puis nous étudions :

V. — Les anomalies de l'éruption ;

VI. — Son évolution ;

VII. — Sa durée ;

VIII. — Ses complications.

Une fois l'efflorescence ou la maladie de la peau étudiée et le diagnostic différentiel établi, si c'est nécessaire, on devra quelquefois, pour affirmer davantage le diagnostic, avoir recours à l'étude de l'anatomie pathologique de l'éruption (biopsie). Dans certains cas même, il sera nécessaire d'inoculer à des animaux des morceaux de tissus enlevés au malade et de faire des cultures et des inoculations des micro-organismes spécifiques contenus dans la peau du sujet. C'est ainsi que le diagnostic reposera alors sur une base scientifique et inébranlable. Il faudra en outre que vous suiviez de près les résultats obtenus dans le traitement de la maladie de la peau par l'emploi rationnel de la médication externe et interne, médication d'un maniement très difficile, très délicat, variant souvent avec chaque sujet et donnant souvent des résultats merveilleux. Ce traitement comprend : la thérapeutique interne, la médication externe et l'emploi de la chirurgie cutanée. C'est ainsi, Messieurs, que nous procéderons dans l'étude et le traitement du malade.

L'enseignement général découle de cette façon particulière de procéder. En un mot, nous étudierons des malades, toujours des malades et encore des malades. Comme, malheureusement, il est impossible d'avoir toujours sous la main toutes les variétés de la maladie que nous aurons à étudier, les admirables moulages de Baretta (dont vous venez de voir quelques spécimens) viendront nous aider notablement dans cet enseignement.

Avec le concours obligeant de mon maître et ami, notre respecté doyen, M. le professeur Wannebroucq, je suis en train d'installer comme annexe de notre clinique dermato-syphiligraphique, un musée constitué par des moulages et dessins de choix représentant des affections cutanées et syphilitiques. Grâce à ces reproductions, je pourrai vous montrer tous les cas types d'analogie ou de différence prochaine de la maladie, vous faire voir à tous ses degrés l'évolution d'une maladie de la peau, d'une lésion syphilitique ou autre. Ma collection particulière de moulages, dessins et photographies d'affections cutanées et syphilitiques, sera mise également à la disposition des élèves. Il en sera de même pour ma collection particulière de dessins et préparations d'anatomie pathologique.

Messieurs, les élèves qui le désireront, pourront venir s'exercer sous ma direction, dans le laboratoire affecté à cette clinique aux recherches d'anatomie pathologique des maladies cutanées et syphilitiques et à l'étude des parasites animaux et végétaux qui sont l'origine d'une foule d'affections cutanées. Ils pourront, en outre, s'initier à la pratique des inoculations expérimentales et des cultures mycologiques.

Enfin, Messieurs, en thérapeutique cutanée et syphilitique, plus peut-être que partout ailleurs, il faut parvenir à manier avec habileté et précision, une médication efficace, mais d'un emploi très difficile et des plus délicats. Pour y arriver, il faut voir traiter et traiter soi-même une grande quantité de malades.

Nous devrons donc augmenter nos ressources cliniques actuelles, car elles sont insuffisantes avec l'organisation de notre service hospitalier. Et d'autre part, Messieurs, l'humanité nous pousse à mettre en pratique cet axiome d'une nécessité si rigoureuse, qu'il faut traiter le plus de malades possible avec le moins d'argent possible. J'ai donc institué une *polyclinique* où les malades du dehors seront traités gratuitement par nous, et où vous pourrez, je l'espère, dans quelque temps, vous initier sur une grande échelle au traitement des maladies cutanées et syphilitiques par les applicata, la chirurgie cutanée et la médication interne.

Messieurs, avant de terminer, je veux vous dire que, si vous désirez de plus amples éclaircissements sur ce que vous avez vu ; si quelques-uns d'entre vous, désirant pousser plus loin leurs études dermato-syphiligraphiques, avaient besoin de conseils ou de renseignements spéciaux, qu'ils n'hésitent pas à venir me trouver, je serai toujours à leur disposition. N'avons-nous pas tous le même but ? L'intérêt de l'humanité et de la science ? Donc, quand vous aurez besoin de moi, venez me voir. Et, Messieurs, si quelques-uns d'entre vous prenaient goût à l'étude des affections cutanées et syphilitiques, s'attachaient à des recherches et études spéciales, devenaient des dermatologistes, et faisaient briller par leurs travaux notre chère Faculté, ce serait certes la plus belle récompense de mes efforts.

DEUXIÈME LEÇON

Sommaire. — *Introduction.* — *Programme.* — Nous suivrons pas à pas une particule du virus dans l'organisme en étudiant les modifications qu'elle y imprime. Enumération des chapitres à étudier. — I. Du virus syphilitique ; sa nature, son siège, ses modes de transport (contamination). — II. Période de première incubation. — III. Apparition du premier accident, du premier syphilôme, le chancre. Etude du chancre et de la période dite primaire. — IV. Explosion de phénomènes multiples et disséminés succédant à la somnolence du virus pendant la période primaire. Période dite secondaire. — V. Période dite tertiaire ou des syphilômes non résolutifs. Tableau général de la syphilis comparé à un programme de spectacle. — Ce spectacle peut être modifié dans certains cas.

Du syphilôme. Valeur de ce mot. Les syphilômes, histologiquement semblables à leur début, diffèrent entre eux par l'évolution de leurs éléments. — Comment classer les syphilômes ? — La classification chronologique n'est plus admissible complètement. Pourquoi ? D'une façon générale, et tout en tenant compte de la division de la syphilis en 3 étapes, on doit diviser les syphilômes en syphilômes résolutifs spontanément ; et en syphilômes non résolutifs. Importance des lésions secondaires, inflammatoires simples et vasculaires.

A. Nature du virus. — Le virus syphilitique est un. Dualisme. Quelle est la nature intime du virus syphilitique ? Notre ignorance à cet égard. — Comparaison du virus syphilitique avec le virus tuberculeux et le virus lépreux. Discussion. — Existe-t-il dans le virus syphilitique un microbe spécial ? — Recherches personnelles. — Inoculation de la syphilis aux animaux. Valeur de ces expériences. Recherches personnelles. — Conclusion.

Messieurs,

J'ai l'intention de consacrer quelques-unes de nos cliniques à l'amphithéâtre à l'étude de la *pathologie générale* de la syphilis. Nos salles, notre polyclinique, comme vous pouvez le constater journellement, nous fournissent un grand nombre d'exemples des lésions diverses que produit la syphilis, aussi bien chez l'adulte homme et femme que chez l'enfant. Mettant à profit les matériaux considérables qui nous sont fournis par la Ville et les environs, ce sera donc la clinique surtout qui nous servira de guide. Mais, l'anatomie pathologique nous sera également d'un grand secours dans cette étude, en précisant d'une façon plus intime les caractères morphologiques de l'évolution des lésions syphilitiques.

Bien que mon but soit des plus modestes, ma tâche n'en est pas moins difficile. Je veux, en effet, essayer en quelques leçons, de vous donner une idée générale de la vérole, de vous mettre au courant de tout ce que nous connaissons actuellement, de net, de précis et de pratique sur cette affection.

Dans cet enseignement, je procéderai de la façon suivante : Etant admis, ce qui actuellement est surabondamment démontré, que la syphilis n'a pas d'origine spontanée, que toute syphilis dérive d'une syphilis préexistante, que la vérole résulte toujours de la pénétration matérielle d'un virus spécial dans l'organisme. Je prends une particule du virus syphilitique, je la suppose appliquée sur une surface cutanée ou muqueuse, j'étudie l'évolution locale de ce virus ; puis, accompagnant le virus dans l'organisme qu'il infecte d'une façon générale, j'étudie, à leurs différentes périodes, les modifications diverses produites par l'introduction du virus syphilitique dans l'économie. Ces modifications et lésions je les examine dans leur symptomatologie, leur anatomie pathologique, leur évolution, leur diagnostic, leur thérapeutique, dans leur séméiologie pour tout dire.

En un mot, Messieurs, j'essaierai de vous faire ce que Jean Macé a si admirablement fait dans son « *His-*

toire d'une bouchée de pain », j'essaierai de vous faire l'histoire d'une bouchée..... de vérole. Donc, ces leçons comprendront les chapitres suivants :

I. *Du virus syphilitique.* — Glissant rapidement sur sa nature spéciale qui nous est inconnue, nous nous appesantirons un peu davantage sur l'étude des tissus pathologiques ou autres où on le rencontre ; en un mot, sur l'étude de son siège. Puis nous passerons en revue les modes différents et nombreux suivant lesquels ce virus peut passer d'un organisme malade dans un organisme sain, suivant lesquels se fait la contamination.

II. Que devient le virus déposé en un point du tégument externe ou interne lorsque l'infection doit se produire ? Il y demeure latent pendant quelque temps, c'est la période de *première incubation ;* nous devrons donc étudier cette période au point de vue de sa durée, et l'état local et général de l'organisme à ce moment.

III. La période de première incubation terminée, le virus inoculé en un point de l'organisme manifeste sa présence par l'apparition d'un premier accident qui se montrera toujours au niveau du point inoculé; cette première réaction apparente des tissus sains contre l'agent infectant est le *chancre.* C'est le *premier des syphilômes.* Nous devrons étudier ce chancre, ce premier syphilôme dans son aspect, ses variétés, son évolution.

Le chancre étant suivi, quelques jours après son apparition, d'une adénopathie spéciale, nous devrons donc étudier ce satellite fatal du chancre, l'adénopathie primaire. Cette étude de la période primaire sera complétée par ce que nous savons sur l'état général de l'organisme à cette période. Je puis vous dire de suite que, pendant la période primaire, il n'y a pas de modification appréciable de l'organisme. Le chancre et l'adénopathie primaires sont les seules manifestations apparentes de la vérole. Il semblerait que cette période primaire constituât une période de deuxième incubation.

IV. A cette période de somnolence du virus succède un feu d'artifice caractérisé par l'explosion de phénomènes multiples et disséminés. C'est la période dite secondaire. Dès ce moment tout l'organisme est frappé d'une façon apparente; dès ce moment, la vérole est devenue une maladie *totius substantiæ.*

L'infection générale se manifeste ici par une série d'exanthèmes et d'énanthèmes d'ordinaire disséminés et se produisant par poussées successives, par des modifications plus ou moins graves de la santé générale du malade, par des lésions diverses des tissus et systèmes autres que la peau, et même par des troubles viscéraux variés.

Cette période peut durer plus ou moins longtemps; mais, en somme, elle est limitée à un espace de temps relativement court, contrairement à ce qui passe pour la période dite tertiaire.

Ce qui la caractérise d'une façon générale, c'est que les productions syphilitiques, les syphilômes qui se montrent pendant sa durée, sont résolutifs spontanément, et disparaissent sans détruire les tissus dans lesquels ils se sont développés. Le productions syphilitiques de cette période sont virulentes et inoculables. On pourrait donner à cette période le nom de période des syphilômes secondaires ou résolutifs.

V. A la période des syphilômes résolutifs, succède, au bout d'un temps variable, la période dite tertiaire ou des syphilômes non résolutifs, Ces syphilômes, contrairement aux syphilômes résolutifs de la période dite secondaire, n'évoluent pas spontanément vers la guérison. Lorsqu'ils ne sont pas traités, ils amènent la scلérose ou la nécrobiose des tissus dans lesquels ils se sont développés. Ces syphilômes peuvent siéger partout, ils peuvent se montrer à n'importe quelle époque, quelque distante qu'elle soit du chancre. Ces syphilômes ne paraissent pas être virulents ou inoculables; en tous cas, ils le sont à un degré beaucoup moindre que les syphilômes de la période dite secondaire, que les syphilômes résolutifs.

Tel est le tableau général de l'évolution de la syphilis. C'est, comme vous le voyez, une évolution méthodique que Fournier a ingénieusement comparée à une sorte de drame qui se divise en une série d'actes et d'entr'actes successifs.

En voici l'affiche : *Premier acte*. Contamination, inoculation du virus. — *Premier entr'acte*. C'est la première incubation. — *Deuxième acte*. Apparition du chancre, du syphilôme primaire. — *Deuxième entr'acte*. C'est la deuxième incubation qui s'étend de la date d'apparition du chancre à la date d'apparition des phénomènes secondaires. — *Troisième acte*, constitué lui-même par une série de tableaux successifs, se montrant dans un espace de temps limité, c'est la période dite secondaire ou des syphilômes résolutifs. Il y aurait peut-être à décrire un *quatrième acte* ou période dite intermédiaire, période dans laquelle les syphilômes (auxquels on pourrait donner le nom de syphilômes intermédiaires) présentent des caractères tenant à la fois de ceux de la période secondaire et de ceux de la période tertiaire. — *Cinquième acte*. C'est la période des syphilômes dits tertiaires ou non résolutifs. Elle est caractérisée par une série de tableaux échelonnés sur un espace de temps indéfini, puisqu'il comprend toute la vie du malade.

Messieurs, le tableau que je viens de vous tracer, et qui n'est, en somme, qu'une modification de celui de Fournier, vous représente d'une façon schématique l'évolution de la syphilis dans la majorité des cas. Mais, il faut bien le savoir, dans certains cas (exceptionnels, il est vrai), le programme du spectacle peut être modifié; les syphilômes non résolutifs pourront se montrer dès le deuxième acte, que dis-je, dès le premier acte même. Ces *syphilis anomales* dans leur évolution, nous les étudierons dans un chapitre spécial. Cependant la connaissance de ce fait présente une grande importance au point de vue de la pathologie générale de la syphilis.

En effet, Messieurs, rien de plus simple au premier abord que l'étude de la pathologie générale de la vérole, si l'on dit avec certains auteurs que l'étude des lésions de la syphilis est celle du *syphilôme*. Je viens de prononcer un mot, mot créé par Wagner, mot que vous m'avez déjà entendu prononcer souvent dans mes cliniques et qui constitue une expression bonne à un point de vue, mauvaise à un autre point de vue. Bonne, car elle montre, ainsi que l'a surtout prouvé mon maître Cornil, que les lésions de la syphilis sont constituées par un néoplasme partout histologiquement semblable (à une certaine période de son évolution, ajouterai-je). Mauvaise, car elle pourrait faire croire que ce néoplasme présente toujours une évolution semblable.

Or, rien n'est plus faux. Il faut donc n'admettre cette expression qu'en se rappelant bien que si, morphologiquement à leur début, comme vous pouvez le constater dans ces nombreuses préparations histologiques, les syphilômes présentent une structure à peu près identique, il n'en est pas moins vrai que ces syphilômes diffèrent entre eux par la qualité, la nature et l'évolution de leurs éléments. Ici (syphilôme de la papule cutanée ou muqueuse, etc...), l'on a un néoplasme qui, fatalement, sans aucun traitement, se terminera par résolution et retour *ad integrum* de la partie malade ; là (syphilôme de la gomme, du tubercule), l'on a un syphilôme qui, fatalement, s'il n'est combattu, traité énergiquement, aboutira à la caséification, à la sclérose, en un mot à la destruction des tissus où il s'est développé. Il nous faut donc distinguer les syphilômes d'après leur nature, leur évolution, leur essence, si j'ose m'exprimer ainsi. Mais, comment faire ? Quelle sera notre base, notre principe de classification ? Les diviserons-nous en nous appuyant sur une classification ancienne (Ricord), en nous fondant sur la division de la syphilis en périodes chronologiques, en syphilômes de la première, deuxième et troisième période ? Y ajouterons-nous même les syphilômes de la période quaternaire (Bazin) ?

Nous croyons, au point de vue de la pathologie générale de la syphilis, devoir rejeter cette classification, car la clinique et l'anatomie-pathologique nous montrent qu'elle tombe devant les faits. Ne voit-on pas souvent des lésions de la période secondaire et même de la période primaire de la syphilis comme j'y insiste dans la thèse de mon élève, M. Declercq, sur les syphilômes chancriformes, être destructives, ulcéreuses (ecthyma précoce, etc., certains chancres infectants, redux ou non), alors que les lésions survenues dans un âge des plus avancés de cette affection peuvent parfois disparaître sans laisser après elles de cicatrice (tubercules plats et secs, etc.) ? Comme le disent justement Besnier et Doyon (Trad. de Kaposi, p. 363), « des lésions certainement syphilitiques, assez superficielles pour ne pas dépasser le type papuleux, peuvent se produire longtemps après que le malade est entré dans la période tertiaire, sans aucune limitation du nombre des années. » Ne voyons-nous pas quelquefois, dès les premiers mois de la vérole, les téguments du malade être ravagés par des lésions destructives graves ? (Le n° 5 d'une de nos salles des hommes (St-Antoine) que je vous présente, en constitue un bel exemple).

Adopterons-nous une autre classification, également ancienne, et dirons-nous que les lésions de la syphilis sont d'autant plus, passez-moi l'expression (internes), que la syphilis est plus avancée en âge? Dirons-nous, en un mot, que la syphilis marche de la périphérie vers le centre? Encore moins. N'existe-t-il pas, dès le début de la période secondaire, dans certains cas, des lésions osseuses, musculaires, articulaires, précoces? N'a-t-on pas signalé dans les premières années, dans la première année même de la syphilis, des phénomènes graves du côté des viscères. Vous en voyez en ce moment de beaux exemples dans une de nos salles des femmes (Saint-Damiens).

Nous devrons donc, dans cette étude, rejeter les dif-

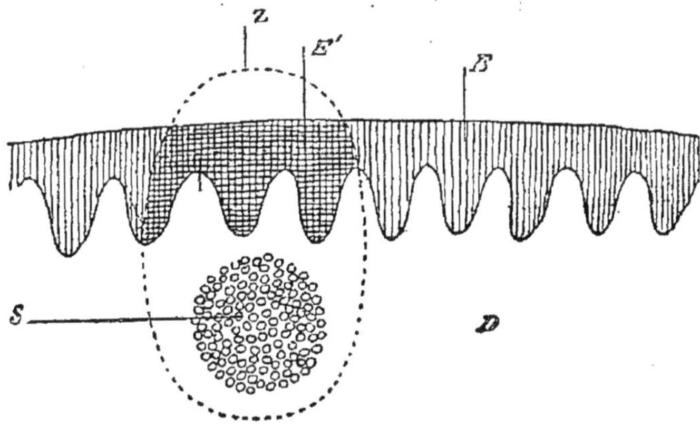

Fig. 1.— D. Derme. E. Épiderme. S. Syphilôme développé dans le derme. Z. Zône d'inflammation non spécifique produite par le syphylôme agissant comme corps étranger, comme épine inflammatoire simple. E'. Epiderme altéré par l'action de voisinage dn syphilôme développé dans le derme sous-jacent. (Lésions non spécifiques de : vésico-pustulation, phlycténisation, formation de squames, troubles de kératinisation, atrophie moléculaire simple, etc.)

férentes bases de classification précitées, et, tout en tenant compte de la division de la syphilis en trois étapes, tout en reconnaissant que les lésions anciennes sont le plus souvent destructives, tandis que les lésions récentes, celles survenant dans les premières années de la syphilis, sont d'ordinaire résolutives ;

Nous diviserons d'une façon générale, en nous fondant sur la clinique et l'anatomie-pathologique, les lésions de la syphilis en : Résolutives, dont le type est la papule, et non résolutives, dont le type est la gomme.

Donc, l'étude de la syphilis est surtout l'étude des syphilômes résolutifs et non résolutifs. Ainsi posée, la question paraît simple au premier abord au point de vue anatomo-pathologique (1).

Mais, de même que l'étude de la tuberculose ne se borne pas à l'étude du tubercule ou tuberculome, mais qu'elle comprend également l'étude importante et diffi-

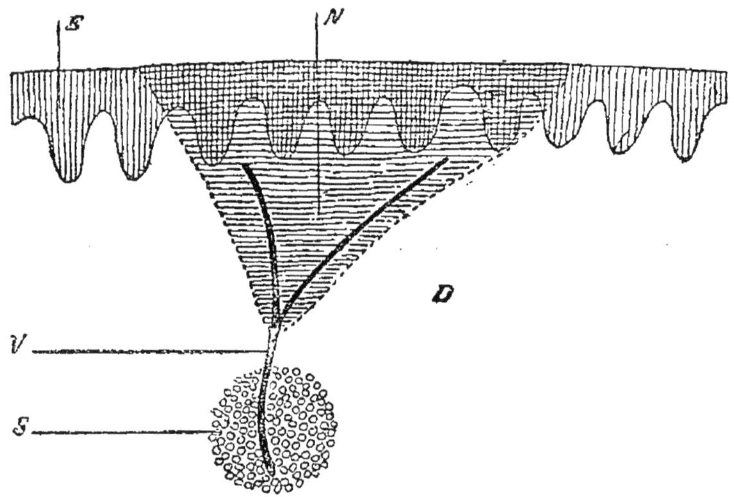

Fig. 2. — E. Épiderme. E. Derme et Hypoderme. V. Vaisseau sanguin (Artère) se divisant pour former un cône vasculaire. S. Syphilôme situé sur l'artère et ayant amené l'oblitération de celle-ci, et partant du cône vasculaire qui en provient N. Région ischémiée par suite de l'oblitération vasculaire spécifique, et présentant des altérations de nécrose secondaire non spécifique.

---

(1) Ainsi que je ne cesse de vous le répéter et de vous le démontrer, le syphilôme est un histologiquement. Il est également un cliniquement, au point de vue évolutif, puisque dans la période dite primaire il peut singer la gomme. (Certaines variétés de chancres ulcéreux dont nous parlerons) ; et dans la période appelée période tertiaire il peut singer le chancre (chancre de récidive ou mieux syphilômes chancriformes survenant parfois très tardivement). Et cependant, bien que un, histologiquement et cliniquement, le syphilôme cutané est très polymorphe dans son aspect. Laissant de côté les variétés d'aspect provenant de ce que le syphilôme ou une partie de celui-ci est résolutive ou non ; ce polymorphisme dépend de causes nombreuses, parmi lesquelles on doit citer en

cile des lésions secondaires ambiantes, souvent inflammatoires ou d'origine vasculaire (à distance) produites par le tubercule; de même, l'étude de la syphilis ne peut se borner à l'étude du syphilôme, mais doit également embrasser l'étude des lésions ambiantes, de voisinage inflammatoires ou secondaires (vasculaires), produites par ce néoplasme spécifique. Ainsi par exemple, comme vous le montrent ces deux schémas, une gomme du derme peut, comme simple épine inflammatoire, produire dans son voisinage, dans l'épiderme sus-jacent par exemple, des lésions irritatives simples (troubles de la Keratinisation (squames) ; processus de vésico-pustulation (altération cavitaire); nécrose moléculaire de l'épiderme. Si cette gomme repose sur un vaisseau, elle peut en obstruant ce vaisseau, amener, par suite de l'ischémie ainsi produite, des nécroses secondaires vasculaires, non directement spécifiques, et se produisant parfois à une assez grande distance. (*Fig.* 1 et 2.)

A. Nature du virus syphilitique.

Messieurs, le virus syphilitique est un, c'est là un fait démontré d'une façon péremptoire. Il n'y a pas plusieurs virus syphilitiques pas plus qu'il n'y a plusieurs virus varioliques, vaccinaux, morveux, etc... Le virus syphilitique inoculé à un individu sain reproduira toujours

---

première ligne le siège anatomique spécial du syphilôme dans le derme (siège plus ou moins superficiel ; siège au niveau ou autour des glandes de la peau, etc.); les lésions variées de l'épiderme que détermine sa présence, etc. C'est ainsi que non seulement le syphilôme d'une époque singe parfois le syphilôme d'une autre époque ; mais c'est ainsi que le syphilôme peut singer d'autres affections cutanées non spécifiques, le psoriasis, le lichen, l'acné, etc. Ce sont ce polymorphisme, et cette diversité dans l'évolution qui rendent si difficile l'étude de la syphilis, et occasionnent des surprises journalières, même au syphiligraphe le plus expérimenté.

une maladie identique à celle dont les produits ont servi à l'inoculation. La vérole reproduit toujours et uniquement la vérole.

D'autre part il est certain, comme l'ont montré il y a longtemps (1812) les travaux de Hernandez, médecin Toulonnais, puis de Ricord et de Cullerier, que ce virus n'est pas identique à celui de la blennorrhagie, qu'il n'y a pas de blennorrhagie syphilitique. Les travaux de Bassereau, de Clerc, de Roliet, de Diday, etc..., et plus tard ceux de Ricord et de Fournier ont démontré que le virus du chancre mou ou simple ne présente aucun rapport avec celui de la syphilis, que le chancre simple est absolument distinct du chancre infectant; l'un n'étant autre chose qu'un accident local, ne pouvant jamais amener l'infection générale; l'autre, au contraire, étant l'indice certain ou la cause de l'infection générale. En un mot, le virus dit chancreux n'est pas un, comme le pensent les unicistes; mais il y a deux espèces de virus chancreux, comme il y a deux espèces de chancres.

Mais quelle est la nature intime du virus syphilitique? Ici nos connaissances sont des plus restreintes; tout ce que nous savons c'est que : Ce virus est un virus fixe, matériel, non volatil; en un mot ne pouvant pas être transporté par l'air, par l'haleine, comme le virus de la variole, de la rougeole, de la diphtérie, etc... Le contact matériel de la matière virulente avec le sujet contaminé est chose nécessaire, comme l'a dit Fernel il y a longtemps déjà.

Pour avoir la syphilis il faut absolument avoir été inoculé par le dépôt sur un point excorié de la surface cutanée ou muqueuse, d'une particule virulente provenant d'un sujet syphilitique. Donc le virus syphilitique est un agent fixe, soit solide, soit liquide, lequel si l'on prend pour type le liquide que l'on voit sourdre du chancre infectant, paraît contenu dans une humeur claire, transparente, légèrement visqueuse, analogue, comme aspect, au vaccin, et très peu riche en éléments cellulaires.

Si nous essayons de pénétrer plus avant dans l'étude de la nature intime du virus nous ne pouvons actuellement émettre que des hypothèses. Car jusqu'ici les études histologiques, les analyses chimiques les plus délicates ont été impuissantes pour déterminer d'une façon précise la nature de ce virus.

Cependant, en nous plaçant au point de vue de la pathologie générale, si nous comparons la syphilis à deux autres maladies qui lui sont très analogues, la tuberculose et la lèpre, maladies à évolution très longue, des plus longues parfois, nous pouvons supposer que la syphilis présente une origine analogue à celle de ces deux maladies virulentes.

Or, dans ces deux affections, la tuberculose et la lèpre, on a décrit un contage fixe, organisé, parasitaire, une bactérie en un mot. On est donc en droit de considérer ces deux affections comme d'origine bactérienne. Mais en somme la démonstration n'est faite jusqu'ici d'une façon péremptoire que pour la tuberculose.

Il faut en effet, pour avoir le droit d'affirmer qu'une maladie est d'origine parasitaire, et produite par l'introduction dans l'organisme d'un microbe pathogène, démontrer : 1° que cette maladie est inoculable ; 2° qu'il existe dans les produits d'inoculation un microbe spécial ; 3° que ce microbe cultivé, obtenu à l'état de culture pure, et inoculé dans de bonnes conditions expérimentales, reproduit toujours la maladie spécifique.

Pour la tuberculose, cette démonstration, vraisemblable après les recherches de Toussaint et de Klebs, a été établie d'une façon péremptoire par les travaux de Koch, vérifiés ensuite par ceux de Baumgarten, Cornil, Grancher, etc...

Pour la lèpre, cette démonstration est loin d'être faite, car si l'on est arrivé à trouver dans les produits lépreux un bacille des plus abondants, on n'a pas encore réussi à reproduire la lèpre par l'inoculation de ses produits ou des cultures de ses bacilles. Depuis 1879, je me suis beaucoup occupé de la lèpre, tant au point de vue clinique qu'au point de vue anatomo-pathologique et expérimental. Le Gouvernement français m'a fait l'honneur de me confier, en 1884, une mission scientifique pour étudier, en Norwège, cette maladie si importante.

Eh bien, je dois dire que la démonstration de la nature contagieuse et inoculable de la lèpre ne me paraît pas encore faite d'une façon absolue malgré la découverte du bacille lépreux par le Dr Hansen et le professeur Neisser. Et cela parce que jusqu'ici personne (malgré de nombreuses tentatives dont je parle dans mon rapport d'octobre 1884 au Ministre de l'instruction publique), n'a réussi à inoculer la lèpre soit à l'homme, soit aux animaux.

Mais revenons à la syphilis. Ici, ce n'est malheureusement pas l'inoculabilité du virus qu'il faut prouver. Le premier terme de la proposition est depuis longtemps établi sur une base solide. Mais ce qu'il reste à prouver, à démontrer, ce sont les deux autres termes de la proposition. Existe-t-il dans les produits syphilitiques un microbe spécial ? Ce microbe étant cultivé et obtenu à l'état de culture pure, reproduit-il d'une façon certaine la vérole lorsqu'il est inoculé dans ces conditions.

Jusqu'ici nous pouvons dire que, malgré les nombreuses recherches qui ont été entreprises à cet égard, le microbe de la syphilis reste à trouver. Depuis le vibrio-lancéola de Donné, la crypta syphilitica de Salisbury, les corpuscules brillants décrits en 1871 par Lostorfer dans le sang des syphilitiques ; un grand nombre d'auteurs ont cherché et décrit dans les néoplasmes et le sang des sujets syphilitiques des micro-organismes divers. Klebs, Bergmann, Aufrecht, Obrazzow, Martineau et Hamonic, Letnick, Birch-Hirschfeld, Morisson, etc., ont tour à tour décrit dans la syphilis des bactéries variées. Malgré la divergence de ces travaux, il semblerait que le microbe de la syphilis, si microbe de la syphilis il y a, est probablement un micrococcus dont la nature reste encore à déterminer. Toutefois, dans un

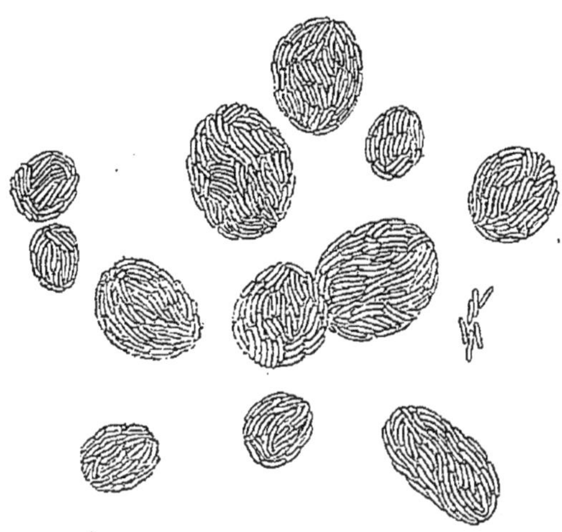

Fig. 3. — Bactéries provenant du liquide de culture (singe inoculé en 1878) (Klebs).

travail tout récent, le Dr Lustgarten, de Vienne, fait du microbe de la syphilis un bacille spécial, présentant

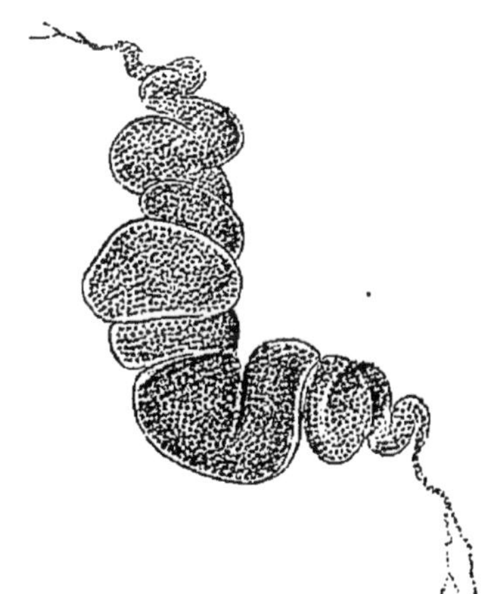

Fig° 4. — Hélicomonade (obj. à immersion), à l'état de complet développement (Klebs).

une certaine analogie morphologique avec celui de la tuberculose et de la lèpre.

Mais, assez de microbes ; qu'il me suffise de renvoyer

ceux d'entre vous, que cette question intéresserait, à une excellente revue critique publiée par Bricon dans le *Progrès médical* (octobre 1884), sur le syphilicoccus. Pour ma part, j'ai bien souvent cherché des microbes dans les produits syphilitiques (chancres indurés, papules syphilitiques, tubercules excisés sur le vivant), et cela en employant les procédés techniques perfectionnés actuels. Malgré des méthodes de coloration et d'éclaircissement variées, je n'ai pu constater d'une façon suffisamment précise (à mon avis tout au moins), des micro-organismes dans les produits de la syphilis. Soit dit entre nous, j'ai bien cru plusieurs fois y avoir trouvé des bactéries, j'en ai même fait les dessins suivants; mais je n'ai jamais osé publier des faits aussi peu précis. Les cultures que j'ai essayé de faire en ensemençant d'après la méthode de Pasteur divers bouillons avec des parcelles de tissus syphilitiques ou du sang de sujets syphilitiques ont toujours été stériles.

Il n'en a pas été de même lorsque j'ai examiné des produits provenant de la surface de lésions syphilitiques érodées ou ulcérées; ou lorsque j'ai ensemencé mes bouillons avec ces produits. Ici les résultats ont été merveilleux, trop merveilleux même, car j'ai obtenu ainsi des cultures de nombreux microbes et des plus variés. Il y avait là de quoi satisfaire tout le monde. Mais je n'ai jamais osé baptiser ces microbes ni même leur donner un extrait de naissance.

En effet, Messieurs, ne l'oubliez pas, la présence des bactéries à la surface de la peau saine du malade est chose trop commune pour que l'on soit en droit d'en tirer des conclusions hasardées. Il est probable, en effet, que dans les cas précités l'on obtient et cultive des microbes de la suppuration, de la putréfaction, etc., des microbes de fumier en un mot. Ceci expliquerait peut-être par des phénomènes de septicémie expérimentale les faits, où quelques très rares auteurs ont cru avoir réussi à inoculer la vérole aux animaux.

Mais, eût-on trouvé d'une façon certaine le microbe caractéristique de la syphilis, encore faudrait-il qu'après une série de cultures pures, l'inoculation ait pu reproduire d'une façon constante une syphilis incontestable, il faudrait que l'on ait pu établir le troisième terme de la proposition. Or, ceci n'est pas. Et cela se conçoit, car jusqu'ici l'animal réactif, l'animal susceptible d'être rendu syphilitique nous manque. Jusqu'ici l'on doit admettre, malgré les observations en apparence positives de Klebs, Hänsell, Martineau et Hamonic, Cognard, que la syphilis n'est pas transmissible aux animaux.

Depuis bien longtemps on a essayé de transmettre la vérole aux animaux. Depuis Hunter, Turnbull, Babington, Ricord, Diday, Cullerier, etc., etc...., ces essais d'inoculation ont été faits sur les espèces animales les plus diverses : singe, porc, cobaye, lapin, cheval, bœuf, etc. Malgré les quelques faits en apparence positifs qui ont été publiés, on n'est pas autorisé à admettre actuellement d'une façon certaine que la syphilis est transmissible de l'homme aux animaux. D'ailleurs il faudrait dans ces conditions, non seulement reproduire des lésions semblables morphologiquement, mais encore il faudrait démontrer que les produits ainsi obtenus sont véritablement syphilitiques, spécifiques. Or, cette spécificité ne pourrait être démontrée que par une contre-épreuve, par l'inoculation de ces produits sur l'homme, lequel seul possède une syphilis dont les symptômes et l'évolution nous soient connus d'une façon précise.

Pour ma part, j'ai inoculé un grand nombre de cobayes et de lapins, soit dans le péritoine, soit dans la chambre antérieure de l'œil, soit sous la peau avec des produits syphilitiques divers recueillis sur l'homme vivant. Jamais, malgré quelques faits en apparence positifs dont je vous ai déjà parlé, je n'ai pu reproduire d'une façon certaine la vérole ou des phénomènes analogues chez les animaux. Donc l'animal réactif nous manque. Et personne que je sache ne voudrait actuellement commettre le crime d'inoculer à un homme sain des micro-organismes supposés spécifiques, à moins de le faire sur lui-même.

Il résulte donc de la discussion précédente, que si la syphilis est incontestablement une maladie virulente, inoculable, et probablement de nature parasitaire, son micro-organisme spécifique n'est pas encore découvert. On le trouvera peut-être un jour ce microbe, peut-être un audacieux ou un heureux arrivera-t-il par l'inoculation à en démontrer la nature spécifique syphilitique. Tout nous porte à le croire, l'analogie, les découvertes récentes de microbes pathogènes dans diverses maladies, l'évolution même de la syphilis. Peut-être même trouvera-t-on un jour le virus atténué, le vaccin de la vérole.

Mais jusqu'ici, pour ne nous en tenir qu'aux faits pesés avec la rigueur scientifique nécessaire, nous devons dire : La nature parasitaire de la vérole, bien que probable, n'est pas démontrée.

TROISIÈME LEÇON

SOMMAIRE. — *Chapitre I. Du virus syphilitique* (suite). — B. *Siège du virus syphilitique.* — Ce virus existe : dans le chancre, dans les syphilides précoces, — les syphilômes non résolutifs des périodes tardives sembleraient ne pas être inoculables. Nécessité de nouvelles recherches à cet égard. — Le sang des sujets syphilitiques est virulent, dans les périodes précoces de la vérole tout au moins Le virus syphilitique n'existe pas dans les sécrétions physiologiques normales et pures des sujets syphilitiques. Les liquides pathologiques provenant de lésions non spécifiques développées sur un sujet syphilitique ne sont pas virulentes, lorsqu'elles sont pures. Mais il faut redouter leur mélange avec le sang du sujet. Elles deviennent également virulentes quand il se montre sous la lésion non spécifique, un syphilôme par irritation.

C. *Résistance du virus.*

D. *De la contamination. Modes de transport du virus du sujet infectant au sujet infecté.* — Importance de cette étude au point de vue de la prophylaxie de la vérole. — La vie en commun avec un sujet syphilitique virulent constitue un danger permanent. — Mesures prophylactiques que pourraient prendre le Gouvernement, les Municipalités, les Administrations hospitalières. Règlement de police à Bergen (Norwège). De l'isolement des syphilitiques dans les hôpitaux. Mesures à prendre à l'égard des filles publiques.

1° *De la contamination directe ou immédiate.* — a. Rapports vénériens. — Etiologie psychologique bizarre de certains rapports anormaux. (Exemple) : Attentats à la pudeur. Un préjugé idiot. — *b.* Baisers. Observation curieuse de chancre infectant du pied, consécutif à des baisers excentriques. — c. Morsures. — *d.* Succions. — *e.* Insufflation de bouche à bouche. — *f.* Allaitement ; cause puissante de contamination des nourrices et nourrissons. — Du sein dit banal. — Les nourrices et nourrissons peuvent être infectés autrement que par le sein dans l'allaitement. (Exemple) : La syphilis des nourrices et nourrissons peut s'étendre à leur entourage. — Insouciance de certaines nourrices. — Egoïsme criminel de certains parents, fondé sur un préjugé absurde. — (Exemple) : Un problème de clientèle difficile. — Conclusions : A nourrisson syphilitique, il faut nourrice syphilitique et réciproquement. Loi de Colles. Allaitement maternel. Allaitement par une nourrice syphilitique. Allaitement par les animaux.

B. SIÈGE DU VIRUS SYPHILITIQUE

Mais, Messieurs, cessons cette discussion un peu longue sur la nature hypothétique du virus. Abandonnons le vague pour entrer dans le domaine des faits et demandons-nous : où siège, où se trouve le virus syphilitique ? Quels sont chez les syphilitiques les produits virulents ? Quelles lésions, quels éléments liquides ou solides contiennent le virus syphilitique ? Ici l'expérimentation (inoculations expérimentales sur l'homme que l'on ne saurait trop blâmer malgré les preuves décisives qu'elles ont fournies) ; la clinique, la méthode des confrontations si bien établie par Bassereau, Fournier, etc., nous permettent d'affirmer : 1° Que le virus syphilitique siège dans le chancre infectant et dans le liquide qu'il sécrète; 2° que le virus syphilitique siège dans certaines syphilides cutanées et muqueuses de la période précoce de la vérole ; 3° que le virus syphilitique siège dans le sang pendant les périodes précoces de la syphilis tout au moins.

1° *Le chancre syphilitique est virulent.* a). L'inoculation du chancre syphilitique pratiquée sur un sujet sain reproduit le chancre syphilitique et donne la vérole comme l'ont montré dans 13 cas les expériences de Rinecker, Danielsen, Rollet, Anonyme du Palatinat, Gibert, Hebra et Rosner, Bœrensprung, Belhomme, Lindwurm, Puche. *b*). Les confrontations de Bassereau (1852), de Clerc, et surtout les 72 belles observations de Fournier (1857) ont démontré d'une façon péremptoire : que le chancre induré a toujours donné naissance (sur des sujets sains bien entendu) à un chancre de même nature et toujours dans ces conditions, la vérole a succédé au chancre de part et d'autre (Fournier).

2° *Les accidents précoces de la syphilis (accidents dits secondaires) sont virulents.* C'est là un fait d'une importance majeure tant au point de vue théorique que pratique. Il est inutile d'insister ici sur son importance théorique. Mais voyez de quelle importance pratique est la constatation de ce fait. Jusqu'au jour où la démonstration de la virulence des syphilides secondaires eut été faite, malades et médecins étaient laissés dans une fausse sécurité, qui, trop souvent, a été la cause d'accidents déplorables dont je ne veux pour exemple que le fait clinique de Langlebert (1856). Aussi comme l'a bien fait observer Rollet, cette fausse sécurité constituait-elle un véritable danger public. En effet, Messieurs, on ne saurait trop le répéter, et vous pouvez en juger vous-mêmes journellement dans nos salles, la cause la plus puissante de la propagation de la vérole, de la perpétuité de cette maladie, ce n'est pas le chancre, accident unique en général, passager, éphémère ; mais ce sont bien les syphilides secondaires, les syphilides papulo-érosives et autres des muqueuses en particulier, accidents multiples, disséminés, étendus, tenaces, récidivants, et récidivant pendant des années même. Ici encore c'est l'expérimentation et la clinique qui ont démontré cette vérité aujourd'hui incontestée et incontestable.

a) *Inoculations.* Les papules érosives (plaques muqueuses) inoculées à un sujet sain reproduisent le chancre infectant et donnent la vérole. Le fait a été établi en premier par Wallace (1835). Les inoculations de Hebra et Rosner, Waller, Lindwurm, l'Anonyme du Palatinat, Gibert, Galligo, Guyenot, Bœrensprung, Auzias-Turenne, ont porté à 14 le nombre des faits positifs obtenus par ces inoculations volontaires. Les 4 inoculations de

Wallace, Vidal, Rinecker, ont montré que les syphilides pustuleuses précoces étaient contagieuses.

b) *La clinique.* La clinique et les confrontations avec Rollet (1856), Auzias-Turenne, Langlebert, Fournier, etc., ont démontré d'une façon péremptoire ce caractère éminemment contagieux des papules érosives; caractère contagieux affirmé d'ailleurs depuis longtemps par Bell, Swediaur, Lallemand, Cullerier, contrairement à l'opinion de Hunter. Vous constatez journellement la nature contagieuse de ces lésions. Deux inoculations de Tanturi et de Profeta semblent prouver que les lésions tardives de la syphilis, les gommes en particulier ne sont pas inoculables. La clinique semble plaider également en faveur de leur non-inoculabilité. Mais, je pense, Messieurs, que ce caractère négatif ne repose pas encore sur une base assez solide pour pouvoir être affirmé avec certitude, et que notre devoir de médecin doit être plutôt, malgré l'apparence contraire, de signaler le danger que présentent, au point de vue de la contamination, les productions syphilitiques à toutes leurs périodes.

3° *Le sang des sujets syphilitiques*, dans les périodes précoces de la vérole tout au moins, peut transmettre la vérole. Les inoculations expérimentales de Waller (1850), l'Anonyme du Palatinat, Gibert, Pellizari, Lindwurm, ont démontré cette virulence du sang au début de la période secondaire. Les 17 inoculations involontaires de Diday et celle de Profeta sembleraient prouver que le sang des syphilitiques n'est plus inoculable dans les périodes tardives de la vérole. Mais l'on peut toujours se demander si de nouvelles inoculations ne viendraient pas démontrer le contraire et l'on doit être très réservé dans une question aussi grave, lorsque l'on songe qu'un syphilitique tertiaire vérolé depuis de longues années, peut procréer un enfant syphilitique virulent, bien que le père soit complètement indemne d'accidents spécifiques apparents depuis longtemps. On ne saurait trop le répéter, et nous y reviendrons souvent, il y a dans l'évolution du virus syphilitique dans le corps humain, dans la détermination pathogénique des poussées, des réveils du virus, une série de données qui nous échappent.

4° *Les produits de sécrétions normales d'un sujet syphilitique ne peuvent transmettre la vérole à moins d'être mélangés à des particules de syphilides virulentes ou à du sang virulent.* C'est ainsi, par exemple, que le lait d'une femme syphilitique ne peut transmettre la vérole au nourrisson lorsque le sein de la malade est indemne de syphilides. Vous avez vu dernièrement dans notre salle Saint-Damiens qu'une mère nourrice syphilitique a pu faire téter impunément son enfant parce que son sein était indemne de syphilides. Les exemples abondent où des nourrices syphilitiques ont pendant de longs mois nourri un enfant sans le contaminer, tant que leur sein était intact. D'ailleurs, les inoculations de Padova et de Profeta ont démontré que le lait d'une syphilitique, dont le sein est intact, n'est pas inoculable. Il en de même de la salive des syphilitiques, tant qu'il ne s'est pas produit d'éruptions spécifiques dans la bouche, ainsi que l'ont montré les inoculations que Profeta a courageusement faites sur lui-même; et ainsi que le démontre journellement la clinique. Malheureusement la bouche étant très fréquemment un foyer intense de syphilides récidivant avec opiniâtreté, la salive est rarement pure, et, grâce à son mélange avec les produits des syphilides buccales, elle constitue un agent puissant de contagion. Les larmes, la sueur, le sperme (Mireur 1877) des syphilitiques ne paraissent pas être non plus inoculables. Et cependant, chose étrange, comme je vous l'ai déjà dit dans mes leçons, le sperme du syphilitique indemne d'accidents, contient assez souvent le germe de la syphilis virulente de l'enfant.

5° *Les liquides pathologiques provenant de lésions*

non virulentes développées sur des sujets syphilitiques ne paraissent pas non plus susceptibles de transmettre la vérole par inoculation lorsqu'elles sont pures. Ainsi, par exemple, le pus de vaginite, de blennorrhagie, de leucorrhée, la sérosité d'eczéma recueillis sur des sujets syphilitiques ne sont pas inoculables. Il en est de même du pus de chancre mou, du virus vaccinal des sujets syphilitiques, lorsque ces produits ne contiennent pas de sang ou de virus syphilitique. Malheureusement il est difficile de dire quand ils n'en contiennent pas. Il ne faut pas oublier non plus, et c'est là un fait d'une grande importance, que des irritations mécaniques, chimiques ou pathologiques du tégument peuvent déterminer *in situ*, l'apparition d'un syphilôme spécifique. Aussi doit-on toujours se méfier de ces inoculations faites avec des humeurs pathologiques recueillies sur des sujets syphilitiques ; car l'irritation produite par l'inflammation simple peut déterminer, je le répète, l'apparition d'un syphilôme dont les produits virulents se mélangeront à ceux de la lésion non syphilitique sous laquelle ce syphilôme s'est développé.

En somme, il paraît prouvé que le pus de la blennorrhagie, des chancres mous, le virus vaccinal, etc..., recueillis sur un sujet syphilitique ne donneront pas la vérole s'ils sont purs. Quand ils sont mélangés, ils produiront un chancre mixte (Rollet) dont vous avez pu étudier un bel exemple chez le n° 12 de notre salle des hommes), une pustule vaccinale mixte, etc. Telles sont, Messieurs, les données que nous possédons sur le siège du virus syphilitique.

C. RÉSISTANCE DU VIRUS. SA VITALITÉ.

Avant de terminer, Messieurs, cette étude du virus de la syphilis, je dois vous faire remarquer, — ce qui est d'une grande importance pratique au point de vue de la contamination, en particulier au point de vue de la contamination indirecte, — que d'une part ce virus est très résistant à l'action de divers liquides physiologiques ou morbides : salive, lait, urine, mucus, sérum, lymphe, pus, pus chancrelleux, etc., et même suc gastrique comme l'ont montré les expériences de Padova ; et que d'autre part, ce virus est doué d'une grande vitalité comme l'indiquent les contagions médiates au moyen d'objets souillés depuis longtemps par ce virus. Ce sont là des faits que l'on ne saurait trop avoir présents à l'esprit.

D. DES DIVERS MODES DE CONTAMINATION.

Messieurs, le virus syphilitique une fois étudié, son siège le plus fréquent déterminé, il nous faut maintenant étudier rapidement quels sont les modes de contamination les plus usuels de la syphilis par inoculation (car la syphilis par conception sera l'objet de leçons ultérieures). L'étude des différents modes suivant lesquels se fait la contamination syphilitique, constitue une question du plus haut intérêt au point de vue de la prophylaxie de la vérole. C'est seulement en connaissant à fond ces causes si multiples de la contagion, en insistant auprès des malades, des médecins, du public, sur les modes infiniment variés et nombreux suivant lesquels se fait la contamination, que l'on pourra arriver à diminuer le nombre si considérable des syphilitiques.

Quand on pense au nombre des syphilitiques qui existent tant dans les villes que dans les campagnes, à la durée et aux récidives si fréquentes des syphilides virulentes : quand on passe en revue les objets multiples d'usage journalier que les syphilitiques souillent tous les jours de leur virus ; quand on songe à l'ignorance, à l'insouciance coupable de la plupart des malades ; à l'insouciance et à l'ignorance non moins grandes de leur entourage et du public en général ; on est réellement étonné que les cas de contamination ne soient pas encore plus nombreux qu'ils le sont malheureusement. Aussi, ne saurait-on trop le répéter et le redire sans cesse, la vie en commun, les rapports les plus inoffensifs en apparence et les plus courts avec un syphilitique à la période virulente sont dangereux, des plus dangereux. On peut même se demander avec certains médecins si l'isolement absolu des syphilitiques secondaires ne devrait pas être décrété dans la mesure du possible, si les syphilitiques ne devraient pas comme les lépreux du moyen âge être contraints de porter un signe, une marque quelconque rappelant sans cesse à l'esprit qu'ils sont virulents ; ou tout au moins si un syphilitique ayant communiqué la vérole à quelqu'un ne devrait pas être condamné à des dommages et intérêts (pour syphilisation par imprudence).

Mais, je me laisse entraîner par la gravité du mal et son extension croissante, à des hypothèses sans doute impraticables et incompatibles en apparence avec le régime de la liberté individuelle, tel que nous le comprenons en France. Et cependant, ainsi que je l'ai observé dans mes voyages scientifiques, à Bergen, en Norwège, pays où fleurit cependant la liberté, la police a le droit de contraindre un sujet syphilitique mâle ou femelle (de mauvaise réputation) à entrer à l'hôpital où on le garde jusqu'à ce qu'il soit guéri. Si le sujet est un récidiviste de la syphilisation, s'il a infecté à plusieurs ou même à deux reprises, des individus qui se plaignent à la police, il pourra être condamné à un temps de prison variant de 3 à 6 mois.

En tous cas, dans notre pays, il importe de rappeler sans cesse au Gouvernement, aux Municipalités et aux Administrations hospitalières l'immensité du danger que constitue, tant au point de vue de l'individu qu'au point de vue de l'espèce, la vérole soumise au régime du laissez-faire. C'est pourquoi je considère pour moi comme un devoir de réclamer sans cesse de l'Administration des hospices Lillois la séparation absolue des syphilitiques virulents d'avec les malades atteints d'affections cutanées ou autres non syphilitiques. C'est ainsi seulement que l'on pourra éviter les cas de contamination intra-hospitalière (malheureusement trop fréquents, quel que soit leur nombre) et dont vous avez pu récemment constater deux faits probants dans notre salle Saint-Côme (1).

Quant à ce qui regarde les filles publiques, comme il est impossible de conserver dans un service une syphilitique pendant toute la durée de la période virulente (3 à 6 ans environ), chaque fille devrait avoir un livret indiquant si oui ou non elle a été syphilitique et si possible la date du début de la vérole : on ne lui permettrait de reprendre son commerce qu'après l'expiration et plus, des années de la période virulente. Ces précautions qui rentrent absolument dans le domaine du possible diminueraient tout au moins le nombre des (passez-moi l'expression) « véroles administratives. »

Les différents modes ou processus suivant lesquels se fait la contamination peuvent être divisés en deux grands groupes : 1° Ou bien, et c'est le cas le plus fréquent, il y a contact direct entre le sujet contaminant et le sujet contaminé. C'est la contamination (et non la contagion comme le disent à tort quelques au-

---

(1) Cette leçon a été faite le 23 janvier 1885. Depuis lors, le rapport que j'ai remis à l'Administration des hospices et à M. le Préfet du Nord a eu un premier effet. J'ai obtenu la séparation des syphilitiques hommes d'avec les hommes atteints d'affections cutanées. Une salle spéciale est consacrée aux maladies de la peau pour les hommes (Saint-Antoine).

Le résultat de cette organisation s'est depuis fait sentir de la façon la plus heureuse. Notre brave population ouvrière et campagnarde ne craignant plus la trop fameuse « salle de haut » ou « salle des vénériens », afflue dans notre salle Saint-Antoine.

teurs) directe ou immédiate, son type est la contamination dans le coït. 2° Ou bien, et ce mode de contamination est également très fréquent, le virus est transporté par l'intermédiaire d'un tiers, animé ou inanimé, d'un objet ou d'une personne. Il est ainsi appliqué sur le sujet contaminé sans qu'il y ait eu de rapport direct ou immédiat entre le sujet contaminant et le sujet contaminé. C'est la contamination indirecte ou médiate. Son type est la contamination par les verres, cuillers, pipes, etc...

1° *Contamination directe ou immédiate.* a) Les rapports vénériens, quelle que soit leur nature (vaginaux, anaux, buccaux, etc.) constituent le mode le plus fréquent de cette contamination. Sans parler des goûts dépravés étonnants qui sont la cause de nombre de rapports anormaux, ceux-ci résultent souvent d'un préjugé bizarre qui a encore cours dans les différentes classes de la société. En effet, nombre d'individus croient éviter la contagion en fuyant dans leur commerce l'antre considéré comme virulent par excellence, le vagin. Réciproquement dans d'autres cas c'est par crainte d'infecter un objet aimé que certains sujets mâles ou femelles se livrent à ces rapports anormaux. C'est ainsi que j'ai observé il y a quelque temps un mari atteint de chancre infectant de la verge, lequel ne voulant pas contaminer sa femme crut éviter cette contamination en pratiquant ses devoirs conjuguaux dans un endroit assez insolite, mais que l'embonpoint de sa moitié permettait. Je n'ai pas besoin de vous dire le résultat de ce commerce que le mari croyait justifié par l'intérêt qu'il portait à son épouse, ce fut un chancre infectant du nombril et la vérole. Les attentats à la pudeur sont également une cause d'infection. Et vous savez que, assez fréquemment, ces attentats ne sont pas commis sous l'influence d'un instinct génésique dépravé, mais sous l'influence d'un préjugé criminel et idiot encore assez répandu dans les classes inférieures, lequel fait croire aux vérolés qu'ils se débarrasseront de leur vérole en ayant des rapports sexuels avec un sujet vierge.

b) Les baisers (car la bouche constitue, comme vous le voyez tous les jours, un foyer intense de vérole, et malheureusement les syphilides buccales passent souvent inaperçues) sont encore une cause puissante de contagion. Quelle que soit l'origine psychologique de ces baisers, que ce soit le baiser de l'amant, de la mère, de l'enfant, ou le baiser pratiqué sous forme de salut, ces baisers sont virulents. Et quel que soit le point du corps où le baiser a déposé le virus, il y aura chancre infectant, si l'absorption s'est produite. C'est ainsi que le chancre pourra non seulement siéger aux lèvres, dans la bouche, à la langue, dans la gorge, au menton, aux joues, à l'œil, mais au sein et ailleurs. Je n'en veux qu'un exemple entre mille. Il s'agit d'un étudiant dont j'ai publié en 1882 l'observation dans les *Annales de dermatologie*, et dont l'histoire est des plus instructives à divers points de vue. Aussi y reviendrai-je encore. Pour ne parler que de ce qui nous intéresse dans ce chapitre, je vous dirai que ce jeune homme étant un soir un peu lancé, fit au bal Bullier la connaissance d'une personne qui ne trouva rien de mieux pour lui prouver sa flamme que de l'embrasser sur les diverses parties du corps, y compris les pieds. Or, précisément l'étudiant avait entre les orteils quelques crevasses consécutives à un eczéma. Le résultat de ces tendresses fut un magnifique chancre infectant situé entre le 4e et le 5e orteil. Dans d'autres cas, l'usage abusif des baisers donnés aux enfants est une cause de vérole chez ces petits êtres. Et à leur tour ces enfants peuvent par les baisers propager leur vérole soit dans leur famille, soit à leurs camarades. Aussi un enfant syphilitique constitue-t-il un véritable danger pour sa famille, pour ses camarades d'école, etc...

c) Les morsures faites dans une rixe ou dans une

bataille plus amoureuse, comme Ricord et Fournier en ont relaté des cas, peuvent également donner la vérole. J'en ai vu plusieurs exemples en 1882 et 1883, quand j'avais l'honneur d'être chef de clinique du professeur Fournier à l'hôpital Saint-Louis. Ces faits ont été publiés par MM. Lavergne et Perrin, internes du service.

d) La succion d'une plaie pratiquée par une bouche contaminée peut y déterminer l'apparition d'un chancre infectant. Fournier en a relaté un bel exemple dans la thèse de Jumont (1880).

e) Wigglesworth a montré que la syphilis pouvait être contractée par l'insufflation bouche à bouche d'un nouveau-né syphilitique. La réciproque doit exister, comme vous le concevez bien.

f) L'allaitement et l'acte physiologique, la succion qui en est la conséquence, constituent une cause puissante de propagation de la syphilis. Le fait est connu depuis longtemps (G. Torella) et le nombre des nourrices infectées par les nourrissons syphilitiques est trop grand pour qu'il soit nécessaire d'insister sur ce point. Vous en avez en ce moment un bel exemple au n° 8 de la salle Saint-Damiens. Vous avez tous devant les yeux cette mère nourrice atteinte de 2 chancres infectants du mamelon gauche après avoir donné à téter à un enfant étranger syphilitique. Cette femme est atteinte à ce moment de syphilis secondaire grave : syphilides papulo-croûteuses confluentes et généralisées, céphalée intense, iritis, état cachectique. Vous savez, en outre, que cette pauvre femme a à son tour infecté son propre enfant, enfant vigoureux et bien portant jusque-là, et lui a communiqué trois chancres infectants des plis inguinaux en le nettoyant avec sa salive contaminée.

Je vous fais passer sous les yeux un moulage représentant sept chancres infectants du sein survenus chez une mère nourrice infectée dans les mêmes conditions. Eh bien, malgré ces contaminations fréquentes, journalières, vous trouvez encore tous les jours des femmes qui s'exposent de gaieté de cœur à la contamination. Sans parler des cas où des malheureuses séduites par l'appât du lucre, peuvent se laisser aller à sacrifier leur santé et celle de leur famille pour un peu d'or; je dois vous signaler une cause fréquente de contamination par l'allaitement. Voici ce dont il s'agit :

Vous verrez souvent, surtout dans la classe pauvre, (où les femmes sont obligées de quitter leur nourrisson pour aller travailler) les mères confier leur enfant à une voisine, à une amie, qui l'allaitera pendant son absence. La voisine se charge volontiers de cette tâche, sachant parfaitement que ce léger service lui sera rendu de la même façon. Il y a là échange de bons procédés. Mais malheureusement, messieurs, il y a là aussi souvent échange de vérole. Et c'est ainsi que le sein banal, comme l'appelle spirituellement Fournier, est une cause puissante de propagation de la vérole.

Réciproquement une nourrice syphilitique pourra infecter l'enfant qui lui est confié. Le fait est également fréquent. Et cette contamination pourra d'ailleurs se faire, non seulement par la bouche, le nouveau-né suçant un sein atteint de syphilides, mais de toute autre façon. Vous avez vu dernièrement dans notre salle Saint-Damiens l'exemple de cette mère nourrice syphilitique donnant la vérole à son nourrisson, non par l'allaitement, non à la bouche, mais par nettoyage avec de la salive virulente, mais dans les aines, sous forme de trois chancres inguinaux. De même d'ailleurs, la nourrice saine que l'enfant syphilitique infecte le plus souvent au mamelon peut l'être aussi par cet enfant de mille façons différentes.

Enfin, messieurs, la contamination qui se fait entre nourrices et nourrissons peut quelquefois, lorsque la syphilis est méconnue, ne pas se limiter aux deux facteurs, mais s'étendre à l'entourage de ceux-ci, se propager même à distance et constituer de véritables pseudo-épidémies de syphilis consécutives à l'arrivée d'un nourrisson syphilitique dans une localité. Telle est l'origine de l'épidémie signalée par Portal, qui infecta tout le village de Montmorency; des trois épidémies signalées par Ricordi dans trois villages italiens, et qui y firent successivement seize, dix-huit et vingt-trois victimes (1863-1864). Dron (de Lyon), a rapporté l'histoire d'un nourrisson syphilitique qui infecta directement sa nourrice. Celle-ci infecta à son tour trois nourrissons. Ces enfants communiquèrent leur vérole à leurs mères, et celles-ci à leurs maris. En tout dix victimes. Vous trouverez dans les importantes publications de Fournier intitulées : *Nourrices et nourrissons syphilitiques; syphilis et mariage*, plusieurs faits analogues.

Donc, messieurs, il y a danger pour une femme de donner le sein, ne serait-ce qu'un instant, à un enfant étranger. Et réciproquement il y a danger pour le nourrisson à téter, ne serait-ce qu'une fois, un sein étranger. Donc votre devoir de médecin est d'empêcher absolument tout contact entre nourrissons syphilitiques et nourrices saines et réciproquement. Ce n'est pas là toujours chose facile, et l'on est vraiment étonné, indigné dans la pratique, de voir avec quelle légèreté, quelle insouciance, des parents syphilitiques n'hésitent pas à donner leur enfant contaminé à une nourrice saine ; et de la légèreté avec laquelle certaines nourrices acceptent des enfants étrangers : enfin, parfois, mais plus rarement, de la négligence avec laquelle on choisit les nourrices.

Les parents se montrent souvent d'un égoïsme inouï. Cela tient peut-être au préjugé encore trop répandu qui consiste à croire que la vérole sera moins grave chez l'enfant si on le confie à une nourrice saine. C'est ainsi que je fus consulté par un père syphilitique que je soignais depuis assez longtemps (et qui, entre parenthèses, s'était marié malgré mon avis), au sujet du choix d'une nourrice pour son enfant syphilitique. La mère pouvant allaiter, je recommandais comme de juste l'allaitement maternel. Sans doute à cause de ce stupide préjugé dont je viens de parler, on ne m'écouta pas, on choisit une nourrice saine. Inutile de dire que je n'ai jamais revu ces gens-là et les ai consignés pour toujours à la porte de mon cabinet.

Avant de terminer cette question des nourrices et nourrissons syphilitiques, je crois devoir vous signaler un problème de clientèle des plus spécieux. Vous êtes médecin d'une famille chez laquelle existe un nourrisson syphilitique. Cette famille, à votre insu, fait quérir une nourrice saine. Cette nourrice saine ayant entendu dire par les domestiques, les concierges ou autrement, que l'enfant des « patrons » est « pourri » vient vous demander en invoquant votre bonne foi si elle peut nourrir l'enfant en question. Que faire? Ici le secret professionnel, là une femme qu'une réponse affirmative de votre part peut exposer à une contamination terrible. Dans ce cas, dérobez-vous, Messieurs. Dites à la nourrice que le secret professionnel, l'enfant fût-il syphilitique vous empêche de donner le moindre renseignement, car vous êtes médecin de la famille. D'ailleurs, d'une façon générale, méfiez-vous des nourrices et nourrissons syphilitiques, et n'agissez qu'en prenant les plus extrêmes précautions. Ne donnez jamais de certificats, et d'ailleurs, Messieurs, méfiez-vous toujours des certificats. Non seulement dans le cas actuel vous pourrez être ennuyés en toute bonne foi par la nourrice si vous avez laissé passer un nourrisson syphilitique ; par les parents, si vous avez laissé passer une nourrice syphilitique. Mais malheureusement, Messieurs, on pourrait, dans certains cas, essayer de vous mêler à des affaires de chantage, car les nourrices qui ne sont pas plus à l'abri de la vérole contractée amoureusement ou autrement que les autres humains, ont souvent de la tendance à essayer de transformer leur syphilis en une petite rente annuelle, en incriminant ce qu'elles appellent « l'enfant pourri du bourgeois », cause souvent bien innocente et parfois même victime de la vérole de la nourrice. Il y a là, Messieurs, vous le voyez, une série de questions des plus complexes au point de vue de la médecine légale.

En résumé, à nourrissons syphilitiques il faut nourrices syphilitiques et réciproquement. Comme la meilleure des nourrices dans ces cas-là est toujours la mère (Colles a prouvé en 1837 qu'une mère saine en apparence peut sans danger nourrir son propre enfant atteint de syphilis congénitale. C'est la loi de Colles, loi d'importance majeure, sur laquelle nous aurons à revenir plus tard.) Ce sera toujours la mère qui devra nourrir son enfant syphilitique et cela sans danger ni pour elle ni pour l'enfant. Ce n'est que lorsque la mère ne pourra absolument pas nourrir son enfant que vous chercherez pour le nourrisson syphilitique une nourrice qui devra être syphilitique, et par conséquent à l'abri de la contamination. Et cela sans aucun danger pour l'enfant car on n'entasse point vérole sur vérole. Dans des cas exceptionnels vous serez obligés de faire nourrir l'enfant par des animaux : chèvres, ânesses, comme cela se fait dans certains hôpitaux d'enfants (1).

---

(1) *Progrès médical*, 6 septembre 1884.

QUATRIÈME LEÇON

SOMMAIRE : I. *Du virus syphilitique.* — II. *Modes de transport du virus* (*Contamination, suite et fin*). — 1° DE LA CONTAMINATION DIRECTE (*suite et fin*). — *g*) Contamination du sein par des succions lascives (nourrisson adulte de Ricord). — Contamination par la succion du mamelon pour dégorger les seins, ou faire les bouts des seins. — Epidémie de Condé. Nouvelle et toute récente épidémie de Tourcoing. — *h*) Succion dans la circoncision. — *i*) Contacts quelconques. — Syphilis des médecins et sages-femmes. Attouchements divers. — *j*) Des « postillons » comme cause de contamination,

2° DE LA CONTAMINATION INDIRECTE OU MÉDIATE. — SON IMPORTANCE. — Elle peut être cause de véritables pseudo-épidémies. Elle peut se faire par des intermédiaires inanimés (objets quelconques), ou des intermédiaires animés, vivants). — *a*) *Contamination par des intermédiaires inanimés* : Vêtements. — Observation curieuse de contamination par un gant souillé de virus à la face externe au porteur de ce gant. — Latrines. Bassins des hôpitaux. — Danger qu'il y a pour les malades non syphilitiques à marcher pieds nus dan« les salles où se trouvent des syphilitiques. — Linges. — Du débarbouillage de la face avec un mouchoir enduit de salive, cause trop peu connue de chancres céphaliques. — Observations. Objets de toilette, éponges, brosse à dents. — Un cas de contamination, salle Saint-Côme par une canule vaginale. — Objets de bureau, coupe-papier, crayons, porte-plumes, etc. — Observation de contamination par un morceau de colle à bouche. — Ustensiles de ménage. — Biberons. De la (suçotte), comme agent probable de contamination. — Jouets d'enfants. — Dragées. Observation de contamination d'un enfant au moyen d'une pastille cassée en deux entre les dents du sujet infectant. — Ustensiles de fumeurs. — Syphilis des verriers. — Opérations et instruments de chirurgie : rasoir. Transplantation des dents. Observation de contamination dans le plombage d'une dent. Tatouage. — Spéculums, abaisse-langues, etc. — Cas de contamination par un crayon de nitrate d'argent. — Ventouses scarifiées. — Greffe épidermique. — Cathétérisme de la trompe d'Eustache. — Vaccination. — *b*)

Contamination par un intermédiaire animé : L'intermédiaire animé peut être : Le sujet contaminé lui-même (exemple). Le sujet contaminant (exemple). Le plus souvent c'est par l'intermédiaire d'un tiers que se fait la contamination (exemples). — On a même incriminé les parasites animaux. — Jusqu'ici on ne peut reconnaître l'action des parasites animaux, que comme ouvrant une porte d'entrée au virus. — Cas de Lailler. — *Conclusions.* — Remarque sur la syphilis transmise dans un but de chantage ou de vengeance.

Messieurs,

Ce ne sont pas seulement les nourrissons qui peuvent, dans l'acte de l'allaitement, contaminer le sein de la nourrice. Dans certains cas, c'est une succion pratiquée sur le sein dans un autre but que l'allaitement, et non plus par un nourrisson, mais par un adulte, qui peut être cause de l'infection de la femme.

g) Je ne vous parle pas des chancres du sein consécutifs aux baisers et succions lascifs pratiqués suivant l'expression de Ricord par des nourrissons adultes. Dans ces conditions, il n'est pas besoin d'être nourrice ni même femme pour être atteint de chancre du sein. — Ricord, dans ses lettres sur la syphilis, nous relate l'histoire d'un jeune homme contaminé ainsi au mamelon par les baisers excentriques de sa maîtresse. Mais parfois cette contamination est consécutive à une succion pratiquée sur le sein, par un adulte, dans un but parfaitement louable. (Soit que l'on veuille dégorger les seins d'une nouvelle accouchée, soit que la matrone chargée de cette opération veuille former les bouts des seins d'une jeune mère.) C'est ainsi que vous trouverez relatée dans un mémoire du Dr Bourgogne, publié à Lille en 1825, l'histoire d'une matrone de Condé atteinte de syphilides buccales qui, par ces procédés, contamina 11 à 14 femmes. De plus, presque toutes les femmes qui gagnèrent ainsi la vérole la communiquèrent à leurs enfants. Quelques-uns des enfants transmirent leur mal, avant qu'il fût découvert, à des nourrices auxquelles on les avait confiés. Plusieurs de ces nourrices infectèrent également leurs propres enfants. Enfin les enfants qui se servirent des vases que les nouveau-nés infectés touchaient de leurs lèvres, contractèrent également la vérole. Telle est l'histoire résumée de la fameuse épidémie de Condé.

Messieurs, il y a cinq ans environ, et cela encore dans notre département du Nord, il s'est produit une épidémie analogue. Je veux parler d'une épidémie survenue à Tourcoing. Il s'agit ici d'une commère syphilitique qui, en faisant les bouts des seins, infecta un assez grand nombre de dames tourquenoises dont quelques-unes semblent avoir transmis la vérole à leurs maris, etc. L'une de ces dames est même morte de syphilis cérébrale un an à peine après le début du chancre. D'après les renseignements que j'ai recueillis, on peut considérer comme s'élevant à plus de vingt personnes le nombre des individus infectés directement ou indirectement par cette commère (1).

---

(1) Voici, brièvement résumée, une partie de l'histoire de cette épidémie, telle qu'elle m'a été communiquée récemment dans une lettre par mon confrère et ami le Dr X..., de Tourcoing.

Une matrone faisant l'office de « tireuse de seins » prend, à la lèvre inférieure, un chancre dur que lui donne une de ses clientes dont le mari est syphilitique. Ignorant la gravité de sa misère qu'elle attribue à une échaudure de pomme de terre, elle continue à exercer sa profession, sans consulter le confrère qui était son médecin habituel, et infecte successivement plusieurs femmes près desquelles elle avait été appelée. 1° La première en date (ou plutôt la première dont le diagnostic ne laissait aucun doute) (je crois que d'autres confrères en ont méconnu de prime abord), fut une de mes clientes, accouchée d'un mois, dont les bouts de sein, à peine formés, avaient nécessité l'appel de la tireuse. — Chancre dur à la base du mamelon gauche, considéré jusque-là comme une gerçure simple ; 2° L'enfant devient syphilitique et vit encore ; 3° Le mari prend la syphilis en tétant le biberon qui servait à la nourriture du petit. (La mère n'avait pu continuer l'allaitement). 4° Chancre

h) Enfin, Messieurs, la succion pratiquée dans l'opération de la circoncision suivant le rite hébraïque a parfois transmis la vérole à l'enfant par les lèvres de l'opérateur (Ricord 1862) ou par les lèvres de l'aide (psylle) chargés de sucer la plaie après l'opération. (Kéditoff-Annales de Dermatologie, 1884). Réciproquement, dans d'autres circonstances, c'est l'enfant syphilitique qui a pu, dans cette opération, transmettre la vérole à l'opérateur ou aux psylles (Taylor, Lubelski).

i) Les contacts quelconques, même fortuits, peuvent encore déterminer la vérole de bien d'autres façons. C'est ainsi que des médecins, des sages-femmes, ont

---

dur du mamelon dans les mêmes conditions chez une multipare; 5° Enfant syphilitique, mort; 6° Chancre dur du mamelon chez une multipare accouchée d'un enfant mort-né et qui croit devoir faire vider ses seins. Syphilis grave, amenant des accidents cérébraux précoces suivis de mort (un an à peine après le début du chancre); 7° Chancre dur du mamelon chez une primipare. Je suis malheureusement appelé lors des accidents secondaires. L'enfant, déjà syphilitique, a été placé chez une nourrice qu'il a infectée et qui a, à son tour, infecté son nourrisson.

Les trois premiers cas furent presque simultanés dans ma clientèle. Je me hâtai de prévenir les confrères et sages-femmes de Tourcoing ; on se résolut à garder le silence, tout en mettant la tireuse de seins dans l'impossibilité de continuer sa profession à domicile. Malheureusement, les femmes allaient encore la trouver chez elle, et il fallait une surveillance des plus actives.

Mes confrères avaient, en même temps que moi, les mêmes misères de clientèle. Deux fois je fut appelé, comme consultant, près de mères syphilitiques dont les enfants l'étaient aussi devenus. — Ces deux cas appartenaient à des confrères différents. Je vous fais grâce des détails, mon cher confrère. Il est évident pour moi que les cas furent plus nombreux, chacun de nous ayant dû avoir une collection d'observations du même genre. J'ai eu d'ailleurs, depuis, l'occasion d'accoucher deux fois d'enfants mort-nés ou avortons, les deux femmes qui font le sujet de la 1re et de la 4e observation. Je termine cette lettre, déjà longue, en me mettant à votre disposition pour donner, si vous le désirez, des détails plus circonstanciés et vous prie d'agréer, cher confrère, l'assurance de mon meilleur souvenir.

malheureusement trop souvent été infectés en touchant des sujets syphilitiques, surtout en pratiquant le toucher vaginal ou un accouchement.

L'accident primitif du doigt peut être méconnu, et médecins et sages-femmes peuvent ainsi communiquer leur syphilis à d'autres malades. Telle est l'origine de l'épidémie dite mal de Sainte-Euphémie et de l'épidémie de Brives relatées en 1874 par Bardinet. Colles rapporte l'histoire d'un accoucheur qui, ayant aux mains des syphilides secondaires, infecta plusieurs de ses clientes.

Des attouchements divers sur la nature desquels nous n'avons pas à insister peuvent encore transmettre la vérole. Fournier relate l'observation d'une jeune fille qui fut atteinte d'un chancre du doigt tirant son origine des syphilides vulvaires d'une de ses amies. Des enfants, des adultes, ont été contaminés pour avoir simplement partagé le lit d'un vérolé, comme cela arrive dans les familles pauvres, où l'on se tasse les uns contre les autres dans un même lit pour avoir chaud. Des observations probantes ont été publiées à cet égard par les anciens syphiligraphes, puis par Trouseeau, Ricord, Lancereaux, Rollet, etc...

J'ai vu en mai 1883, dans le service du professeur Fournier, un malade atteint d'un vaste chancre induré du triangle de Scarpa dont la pathogénie était la suivante : Le malade couchait sur le côté gauche et s'endormait la cuisse droite enfoncée entre les cuisses de sa maîtresse; or, celle-ci était atteinte de syphilides vulvaires. L'observation a été relatée dans les Annales de Dermatologie, 1884, par MM. Lavergne et Perrin, internes du service.

Des femmes ont été atteintes de chancres infectants des avant-bras pour avoir porté des enfants dont les fesses étaient couvertes de papules érosives (affaire Hubner, épidémie de Rivalta); une vieille femme fut atteinte d'un chancre du cou là où avaient reposé les lèvres virulentes d'un enfant endormi (Egan).

En résumé, Messieurs, vous voyez que tout contact d'une partie quelconque du corps, quelle que soit la cause de ce contact, avec des produits virulents reposant sur un sujet syphilitique peut produire la vérole.

j. Enfin, Messieurs, dans certains cas, heureusement rares, des particules de salive, des postillons lancés dans l'acte de la parole, de la toux, etc., par un malade atteint de syphilides de la gorge ou de la bouche, ont pu produire chez le vis-à-vis de ces malades des chancres de la face, de l'œil en particulier. Fournier en a publié un cas intéressant, et je crois également en avoir observé un exemple. Telles sont, rapidement énumérées, les principales causes de la contamination directe.

2° CONTAMINATION INDIRECTE OU MÉDIATE.

Malheureusement, Messieurs, la syphilis ne se transmet pas toujours directement. La contagion indirecte, surtout la contagion indirecte par un intermédiaire inanimé, est une cause puissante de la propagation de la vérole. C'est ce mode de transmission qui contribue pour une part énorme à la diffusion de la syphilis chez les individus, chez les populations où l'hygiène est rudimentaire, presque nulle, où plusieurs individus, où les membres d'une même famille, que dis-je, de plusieurs familles même, habitent pêle-mêle dans des espaces restreints. Dans ces milieux tout est commun : les verres, les ustensiles de ménage, les pipes et bien d'autres choses encore. Ces malheureux ignorent les dangers auxquels ils s'exposent à chaque instant en vivant en commun avec des syphilitiques. Telle est l'origine de nombre de petites épidémies de syphilis résultant tout autant, et peut-être même plus, de la contagion médiate ou indirecte, que de la contagion directe.

Les pseudo-épidémies de syphilis en Norvège, si bien étudiées par les syphiligraphes norwégiens, et dont le souvenir et le vestige existent encore maintenant dans certains villages de la côte norwégienne (comme j'ai pu le constater dans mon dernier voyage) ; le mal de Scherlievo, les foyers intenses qui existent en Kabylie, et qui ont été bien étudiés par mon excellent collègue le professeur Arnould, n'ont pas d'autre origine. Il en est de même de nombre de petites épidémies locales de villages, de maisons, de chaumières, de casernes, d'écoles, d'ateliers, de chambrées, de dortoirs, etc.

Les modes suivant lesquels la contagion indirecte peut se produire sont si multiples et divers, qu'il est impossible de les énumérer tous. Il importe cependant que vous connaissiez les principaux modes possibles de contagion médiate, car votre devoir est de prémunir la Société contre les dangers de la contagion indirecte, qu'elle semble ignorer presque complètement.

La contagion indirecte peut se faire : a) par des intermédiaires inanimés (objets quelconques) ; *b*) par des intermédiaires animés.

a) *Contamination par des intermédiaires inanimés.* —Il est clair, lorsqu'on se rappelle la puissance de résistance du virus syphilitique, qu'un objet quelconque souillé par ce virus peut, lorsqu'il est mis en contact avec une surface cutanée ou muqueuse dénudée, déterminer la contamination. Sans aller trop facilement (avec nombre de malades qui croient ainsi soulager leur conscience) rattacher l'origine de certaines véroles à un contact fortuit avec un vêtement quelconque, des latrines malpropres, etc.; il est certain cependant que des vêtements souillés de virus syphilitique, ont pu être une cause de propagation de la vérole. Ce sont, en particulier, les vêtements en contact direct avec la peau qui ont été incriminés par les auteurs (Clerc, Bondé) et masques même (Ricord).

D'autre part, ces vêtements peuvent être cause de syphilis par suite du dépôt du virus non pas sur leur surface interne ou cutanée, mais sur leur surface externe. C'est là un mode de contagion que les auteurs semblent avoir complètement négligé et à propos duquel je crois utile de vous relater le fait suivant, tiré de ma pratique privée : Un jeune homme du monde, jeune homme très élégant, vient un jour me consulter pour un magnifique chancre infectant de l'angle interne de l'œil gauche. Je l'interroge avec soin pour remonter à l'origine de ce chancre, je ne trouve rien, ni baisers, ni contact avec un intermédiaire quelconque souillé de virus, etc. A force de recherches, j'apprends qu'il y a quatre semaines, avant l'apparition du chancre, ce jeune homme étant en bonne fortune à la sortie d'un bal avec une femme légère, mais surveillée par un amant jaloux, ne put converser avec l'objet de sa flamme qu'à la hâte et dans une voiture publique. La dame résista. Le jeune homme essaya de triompher manuellement de sa vertu... Il ne réussit qu'à tacher ses gants gris perle. Malheureusement (et c'est lui qui a appelé mon attention sur ce fait), ayant voulu enlever quelque chose du coin de l'œil avec le bout du doigt, il oublia d'ôter le gant contaminé. Il me paraît probable que, dans le cas actuel, c'est un doigt de gant souillé de virus syphilitique qui a été la cause du chancre de l'œil. Ce qui vint corroborer mon opinion, c'est qu'ayant examiné la femme, je la trouvai atteinte de syphilides secondaires de la vulve. Quant au jeune homme, il est absolument convaincu de l'origine ci-indiquée de sa vérole. Je l'ai revu depuis lors à ma consultation et la première chose qu'il me dit en m'abordant fut : « Ah ! Docteur, si j'avais ôté mes gants... »

La plupart des auteurs admettent que des latrines

souillées peuvent être cause de contagion. Il doit en être de même des bassins employés en commun dans les hôpitaux. Enfin, dernièrement, à ma clinique, je vous signalais le danger qu'il y a pour les malades à marcher pieds nus dans des salles où se trouvent des syphilitiques, sur un sol plus ou moins souillé par les crachats, etc..., des vérolés. Les draps de lits ont été incriminés par quelques auteurs (Nicolas Massa, Swediaur, Julien), des personnes ont été syphilisées en maniant, en lavant le linge des syphilitiques (Bœck, etc.)

Il est certain que la manie qu'ont nombre d'individus de débarbouiller les enfants et même les adultes avec un mouchoir enduit de salive, est une cause de chancres céphaliques. J'ai vu en 1880, un cas intéressant de chancre de la commissure buccale chez un adulte à la suite du débardouillage de sa bouche tachée de résiné, avec le mouchoir enduit de salive d'une femme atteinte de syphilides buccales. Le Dr Baudry, agrégé de notre Faculté, m'a raconté dernièrement avoir observé plusieurs faits de chancres de l'œil chez les enfants, survenus dans les mêmes conditions. La morale de ceci c'est que, lorsqu'on veut se débarbouiller avec de la salive, il faut cracher soi-même dans son propre mouchoir.

Les objets de toilette sont souvent le véhicule du virus. Fournier a publié dans la thèse de Ponté (1878), l'observation d'une petite fille qui fut contaminée par une éponge. B. Baxter a vu une brosse à dents être la cause de la contamination. Je vous ai montré dernièrement dans notre salle Saint-Côme, une fille publique qui, entrée dans notre service pour une simple vaginite, a été contaminée selon toute vraisemblance par une canule vaginale.

Des objets de bureau ont pu servir d'agents de transmission de la vérole. Le regretté Homolle a relaté le cas d'un médecin qui contracta un chancre de la bouche, en mâchonnant un coupe-papier dont il s'était servi pour examiner la gorge d'un syphilitique. Je suis persuadé que les crayons, porte-plumes, etc..., doivent être des agents de transmission de syphilis dans les écoles, bureaux, etc... J'ai vu récemment un chancre labial consécutif à la contamination, au moyen d'un morceau de colle à bouche qu'un commerçant laissait traîner sur son bureau, et dont un commis, atteint de syphilides buccales, s'était servi à son insu.

La syphilisation par les ustensiles de ménage : verres, bols, cuillers, fourchettes, etc..., est surabondamment démontrée. Le Dr Olivier (de Paris) a rapporté des faits de contamination par l'intermédiaire des bouteilles. Les biberons, comme le montre le fait d'Hillairet, où un grand-père et une grand'mère contractent la vérole en amorçant le biberon de leur petit-fils syphilitique, peuvent être également incriminés. L'observation d'Audoynaud, où une jeune bonne transmet par la même méthode la syphilis à l'enfant qui lui est confié, est la réciproque de la précédente. Il est probable que les biberons servant à plusieurs enfants dans certaines *nurserey* de bas étage doivent être une cause de propagation de la syphilis. Je suis persuadé, sans pouvoir néanmoins donner à cet égard de faits suffisamment précis, que les (suçottes) d'un usage si répandu dans notre région, sont une cause peut-être assez importante de syphilis par contamination indirecte. Les jouets d'enfants ont été également incriminés (Galippe, Lagneau.)

Le professeur Hardy a rapporté un fait de contamination par une dragée passant de bouche à bouche. Qui sait si le sucre candi, compagnon du café dans notre région du Nord, et que certains individus se passent parfois de bouche à bouche, ne peut être accusé également ? Je viens d'observer, il y a quelques jours, dans mon cabinet, un fait assez intéressant : un mari syphilitique depuis 9 mois, malgré ses 49 ans, infecte sa femme. Ici rien de bien extraordinaire. Mais sa femme infecte à son tour un jeune enfant de 5 ans, leur parent, au moyen de pastilles qu'elle cassait entre ses dents et dont elle donnait l'une des moitiés à l'enfant, lequel fut atteint d'un chancre infectant de la lèvre supérieure.

La démonstration de la contamination par les cigares, les pipes n'est plus à faire. L'on a été jusqu'à incriminer les guillotines servant à couper les bouts de cigares que l'on remet ensuite dans sa bouche. Roussel a publié quelques faits de contamination par les instruments de musique.

Je me bornerai simplement à vous rappeler que la canne en fer des ouvriers souffleurs de verre est une cause puissante de propagation de la vérole chez ces ouvriers, comme l'a montré en premier Rollet (de Lyon) puis d'autres médecins lyonnais, chez les verriers des usines de la Loire.

Certaines opérations chirurgicales ou autres pratiquées au moyen d'instruments souillés par le virus syphilitique, ont parfois inoculé la syphilis. C'est ainsi que le rasoir du barbier, etc..., peut transmettre la vérole d'un sujet à un autre, bien que le plus souvent il ne fasse qu'ouvrir une porte d'entrée au virus.

On a signalé comme cause de contamination, la transplantation des dents. J'ai vu, il y a quelque temps, un malade atteint de chancre infectant de la gencive, chez lequel la contamination semble avoir été produite à la suite du nettoyage et du masticage d'une dent creuse au moyen d'instruments souillés.

Il existe dans la science un certain nombre d'exemples de transmission de syphilis par le tatouage.

Des spéculums, des abaisse-langues, des laryngoscopes, etc..., ont été dans plusieurs cas les agents de la contamination. Vous voyez avec quel soin je fais nettoyer les spéculums, etc..., dans mon service. Selon moi ces précautions sont encore insuffisantes, et dans les services hospitaliers, comme dans le cabinet du spécialiste, il devrait y avoir des spéculums et des abaisse-langues présentant un signe quelconque pour indiquer qu'ils doivent servir uniquement à l'examen des sujets syphilitiques. Il en est de même pour les crayons de nitrate d'argent. Ce qui montre bien la résistance du virus syphilitique, c'est que ces crayons peuvent servir d'agents de transmission. Il importe d'attirer l'attention des médecins sur ce point. J'ai vu en 1882, quand j'étais chef de clinique du professeur Fournier, à l'hôpital Saint-Louis, un fait de contamination par le crayon de nitrate d'argent qui m'a vivement frappé : Léon S..., 30 ans, serrurier, entre à Saint-Louis dans les derniers jours d'octobre 1882 pour des chancres simples de la verge et de l'anus. Mais en outre, ce malade présente sur le médius, à sa face dorsale, au niveau de la deuxième phalange, un chancre infectant cutané des plus caractéristiques, accompagné d'une adénopathie spécifique considérable de l'aisselle droite. Le malade raconte que vers le 8 août il se fit à ce niveau une brûlure, laquelle s'ulcéra légèrement à la suite d'irritations intempestives. Le 27 août, allant faire son service militaire, il fut cautérisé à ce niveau par un chirurgien militaire. Or, le crayon dé nitrate d'argent, employé par ce chirurgien militaire avait servi, comme le malade nous l'a raconté, à caûtériser des lésions buccales d'autres soldats. Le professeur Fournier nous dit qu'il considérait comme très probable en se fondant sur la dàte d'apparition des accidents sur ce sujet, que la vérole lui a été inoculée par le crayon de nitrate d'argent infecté du médecin militaire. Le Dr Besnier, auquel je montrais ce malade, fut également de cet avis.

L'application de ventouses scarifiées avec des scarificateurs souillés, une saignée avec une lancette sale, l'opération de la greffe épidermique (Deubel, 1881) ont été dans quelques cas la cause de la transmission de la syphilis. Il y a une vingtaine d'années, un otologiste parisien a, par son incurie coupable, en cathétérisant des trompes d'Eustache avec des intruments mal nettoyés, inoculé la syphilis à un grand nombre de personnes.

Enfin, Messieurs, vous savez tous que la vaccination a plusieurs fois contribué à la diffusion de la syphilis, et a été souvent l'origine de véritables petites épidémies de vérole. Je ne puis ici vous parler plus longuement de la syphilis vaccinale, ni discuter en détail dans quels éléments de la pustule vaccinale siège le virus syphilitique. Vous savez que ce virus siège surtout dans le sang mélangé à l'humeur vaccinale (Viennois) et peut-être aussi dans les produits de désagrégations du syphilôme que la pustule vaccinale fait parfois apparaître sous elle, par suite de l'irritation qu'elle détermine. (Köbner, Gamberini, Rinecker).

Quoi qu'il en soit, la syphilis vaccinale peut provenir : 1° du vaccinifère, c'est le cas le plus fréquent ; 2° d'un sujet vacciné, si le médecin a pratiqué plusieurs inoculations successives, avec une même lancette sans la nettoyer ; 3° du vaccinateur, lorsque celui-ci dilue le vaccin avec sa salive contaminée. Remarquons en passant qu'il semblerait que les modifications imprimées à l'organisme par la vaccination puissent précipiter l'apparition des accidents syphilitiques chez un sujet en puissance de vérole.

b) Messieurs, pour terminer cette étude de la contagion indirecte, je dois vous parler rapidement des cas où celle-ci peut se faire par le moyen d'un *intermédiaire animé.*

Ici l'intermédiaire animé peut être : le sujet contaminé lui-même (un exemple suffira pour vous expliquer ce que cette proposition semble présenter de paradoxal au premier abord) ; un médecin, après avoir touché une lésion spécifique est pris d'une démangeaison dans l'œil. Dans un moment d'oubli il y porte la main et se frotte l'œil. Le résultat est un chancre infectant de la paupière, l'intermédiaire animé est ici la main. La main saine d'un sujet syphilitique peut servir d'intermédiaire animé, exemple : un sujet syphilitique ayant touché quelques-uns de ses accidents virulents, peut, dans certains attouchements, contaminer un sujet sain, avec son doigt souillé de virus. Vous en avez vu dernièrement un exemple chez une fille publique de notre salle Saint-Côme.

Le plus souvent c'est par l'intermédiaire d'un tiers que se fait la contagion. Exemple : un nourrisson sain passant en peu de temps de la mamelle d'une nourrice atteinte de syphilides du mamelon, à la mamelle d'une nourrice saine peut transporter le virus recueilli sur la première nourrice, sur le mamelon de la deuxième nourrice, et lui donner la vérole sans être infecté lui-même si son épiderme est intact. Autre exemple : une nourrice présente le sein à plusieurs enfants, ce qui n'est pas rare. L'un des nourrissons est syphilitique. Les autres nourrissons pourront recueillir sur leurs lèvres le virus dont le mamelon de la nourrice est imprégné par le premier nourrisson, et devenir ainsi syphilitiques sans que la nourrice devienne fatalement syphilitique, si son épithélium mammaire est intact. Autre exemple : un médecin, une sage-femme, après avoir pratiqué le toucher vaginal d'une femme syphilitique, en touchent une autre sans s'être lavé suffisamment le doigt ou même sans s'être lavé les mains en aucune façon ainsi que je l'ai vu faire, il y a bien longtemps à Paris, par un étudiant en médecine étranger. Résultat : vérole communiquée aux autres femmes sans que le sujet ayant pratiqué le toucher vaginal soit contaminé si son doigt est indemne d'excoriations. Dernier exemple : Comme l'ont dit, il y a bien du temps déjà, Astruc, Fabre, Swediaur et Ricord, une femme ou un homme parfaitement sains peuvent, dans l'acte du coït, avoir leurs organes génitaux souillés par le virus sans être infectés eux-mêmes si leur épithélium est intact. Et ces individus peuvent dans un nouveau coït pratiqué quelques instants après, infecter une troisième personne. Comme exemple, je vous citerai la curieuse observation suivante de Ricord : Un mari dont le prépuce très long recouvrait complètement le gland passe sans prendre de précautions du lit de l'adultère dans la couche conjugale. Sans s'infecter lui-même, il transmet la syphilis de sa maîtresse à sa pauvre femme.

Il n'est pas jusqu'aux parasites animaux (poux, acares), qui n'aient été incriminés et accusés de pouvoir transmettre médiatement la vérole après avoir sucé un sujet syphilitique. Diday a, le premier, attiré l'attention sur ce point. Vous concevez bien qu'il ne s'agit ici que d'une simple hypothèse, qui n'a pas encore été confirmée malgré une observation de Profeta.

Ce qu'il y a de certain, c'est que les parasites peuvent, comme toute autre cause d'ailleurs, ouvrir des solutions de continuité susceptibles de livrer passage au virus syphilitique. Je ne puis vous en citer de meilleur exemple que le cas classique relaté par mon maître Lailler, où un malade soumis au traitement de la gale le matin, gagna le soir 19 chancres syphilitiques de la verge et des bourses, exactement autant que la frotte lui avait, douze heures auparavant, ouvert de sillons sur les organes génitaux.

Tels sont, Messieurs, les principaux modes de contamination, directs ou indirects. Vous voyez combien ils sont multiples, et cependant je suis loin de les avoir tous cités. Néanmoins, cette étude suffit pour vous rendre compte du danger qu'il y a de laisser circuler librement les syphilitiques, et pour ce qui regarde les hôpitaux, à ne pas séparer les syphilitiques virulents d'avec les autres malades.

Pour terminer, je devrais vous dire quelques mots de la syphilis transmise directement dans un but de *chantage* ou de *vengeance*. Je me borne à vous signaler la possibilité du fait dont j'ai, je crois, observé un exemple.

CINQUIÈME LEÇON

SOMMAIRE.— *Chapitre I. — Du virus syphilitique* (Suite). *A. Inoculation.* Il faut, pour qu'il y ait contamination, que le virus syphilitique trouve une porte d'entrée, un foramen contagiosum. —Nécessité de l'effraction épidermique dans la syphilis acquise ou mieux par inoculation ; contrairement à ce qui se passe pour la syphilis par conception ou pour la syphilis héréditaire. — Conséquences pratiques et cliniques découlant de la nécessité de cette effraction épidermique : Les régions où le chancre se montre le plus souvent sont celles qui se déchirent le plus facilement. Chancres multiples (exemples). — Un sujet peut être littéralement enduit de virus syphilitique et ne contracter qu'un seul chancre, là où existait une porte d'entrée préexistante. (Exemple). — Chancres syphilitiques situés sur les parties les plus diverses du corps. (Exemple). — Rareté des chancres du vagin, etc. — L'absorption du virus est des plus rapides. Peut-on empêcher l'infection générale, en détruisant de suite, *largâ manu*, les tissus contaminés?

Chapitre II. — Le virus inoculé demeure latent pendant un certain temps. B. Période dite de première incubation. — Absence de réaction locale apparente à l'œil nu tout au moins pendant un temps assez long, au niveau du point inoculé. Période de latence du virus ou de première incubation. — Cette période d'incubation a une durée longue. Détermination précise de cette durée fondée sur l'expérimentation et la clinique. Durée moyenne ; durées exceptionnelles. — On ne sait rien de précis sur les conditions qui modifient la durée de la période d'incubation. Importance de la période d'incubation : Au point de vue théorique : Dualisme. Le chancre est-il le premier symptôme de l'infection générale, ou non? Au point de vue pratique : Importance diagnostique, pronostique, médico-légale, sociale, etc.

Conclusions. —Nous ne savons rien sur l'état local ou général de l'organisme pendant la période dite de première incubation. Est-ce à dire qu'il ne se produit pas au niveau du point inoculé de phénomènes histologiques, histochimiques quelconques? Est-ce à dire que le microbe de la vérole, s'il y en a un, ne se multiplie pas au niveau du point inoculé pendant cette période d'incubation ? Herpès prémonitoire de Cusco. Un sujet sain inoculé avec du virus syphilitique aura-t-il fatalement la vérole si l'inoculation est bien faite ?

A. INOCULATION.

Messieurs, il importe de le savoir, il ne suffit pas que le virus soit déposé sur une surface tégumentaire saine pour qu'il y ait contamination. Il faut, et différents exemples vous l'ont déjà montré, il faut que le virus trouve sur cette surface cutanée ou muqueuse une *porte d'entrée.*

Comme le dit Ricord dans ses *lettres sur la syphilis* (page 151) : « l'observation et l'analyse des faits démontrent que la contagion de la vérole, dans quelque circonstance qu'elle s'opère, se réduit en dernière analyse à un procédé d'inoculation plus ou moins analogue au procédé par la lancette ». Il faut en effet, pour qu'il y ait contamination, que les deux conditions suivantes se trouvent réunies : 1° qu'il y ait un foramen contagiosum, une porte d'entrée extemporanée ou préexistante au dépôt du virus ; qu'il y ait effraction de l'épiderme avant ou au moment où le virus est déposé ; 2° qu'il y ait dépôt de virus.

Cette première proposition, la nécessité de l'effraction épidermique, de l'écorchure, porte d'entrée du virus, est d'une grande importance. Elle nous explique comment il se fait que les régions les plus ordinairement contaminées sont celles qui ont le plus de tendance aux écorchures ; comment des hommes ou des femmes ont pu transmettre la vérole sans être contaminés eux-mêmes ; les chancres multiples survenus dans certaines conditions. Exemple : le fameux cas de Lailler dont je vous ai parlé dans mes leçons précédentes, où un homme s'étant exposé à la contamination syphilitique, après avoir été frotté pour la gale, contracta autant de chancres syphilitiques (19) que la frotte lui avait ouvert de sillons sur le pénis. Vous venez de voir dans notre salle un cas de dix chancres infectants du pénis survenus dans des conditions analogues (n° 16 de la salle des vénériens).

Elle nous explique comment certains individus, après avoir été véritablement enduits de virus syphilitique en différentes parties du corps, contractent un chancre syphilitique unique là seulement où il existait une excoriation antérieure. Exemple : L'étudiant en médecine dont je vous ai déjà parlé, lequel ayant été véritablement badigeonné (passez-moi l'expression) de virus syphilitique sur les parties les plus diverses du corps par la salive virulente d'une femme atteinte de syphilides buccales, fut inoculé par ses baisers, là seulement où existait une porte d'entrée au virus, une crevasse d'eczéma située entre les orteils. Elle nous rend compte de la présence de plusieurs chancres syphilitiques siégeant au niveau des parties les plus diverses du corps chez le même sujet. Exemple : L'histoire du nommé Eugène G... que j'ai observé en 1879 dans le service de mon maître Lailler, et qui était atteint de deux chancres infectants, le premier à la verge, le deuxième sur le bord du maxillaire inférieur à gauche.

Elle nous explique enfin, comment il se fait, par exemple, qu'un individu ayant eu des rapports : 1° normaux, 2° a præpostera venere avec une même femme, donne à celle-ci un chancre de l'anus. Dans ce cas, en effet, les voies naturelles qui sont accoutumées à cet acte physiologique s'écartent sans se déchirer. Il n'en est pas de même des voies non naturelles plus résistantes. Elle nous rend compte de la très grande rareté des chancres du vagin chez la femme par suite de l'épaisseur et de l'élasticité de l'épithélium de cette muqueuse qui se laisse ainsi distendre sans se déchirer, qui est très rarement excoriée, contrairement à l'orifice vulvaire et au col utérin. Elle nous explique comment des femmes peuvent être atteintes de chancres de l'anus sans qu'il y ait eu de rapports a præpostera venere, par suite de l'écoulement vers l'anus présentant une excoriation quelconque, des liquides virulents qui s'écoulent pendant ou après le coït, hors d'un conduit vulvo-vaginal indemne de toute excoriation. Il en existe en ce moment deux beaux exemples dans nos salles de femmes (St-Côme, St-Henri).

Donc, Messieurs, retenez-le : pour qu'il y ait infection il faut qu'il y ait une porte d'entrée, quelque petite qu'elle soit (crevasses, coupures, érosions quelconques, vésicules d'herpès, excoriations d'eczéma, de balanite, etc.); permettant l'absorption du virus. Cette absorption est des plus rapides comme nous le verrons.

Voici donc le virus déposé en un point du tégument externe ou interne. Par suite d'une solution de continuité minuscule, l'absorption locale est faite, et partant la contamination.

Il nous faut noter tout d'abord, que malgré les tentatives les plus rapides faites pour chasser le virus, il semble que l'on ne puisse plus l'enlever du point d'inoculation. Cette remarque paraît vraie, en tous cas, lorsque l'on se borne à laver, à exprimer, même immédiatement, le point inoculé. Exemple : un fait rapporté par Jullien. Un médecin atteint d'une écorchure saignante du doigt, s'aperçut en examinant un syphilitique que cette excoriation venait de toucher la surface d'un chancre. Ce pauvre médecin fit aussitôt les ablutions les plus complètes. Ce fut en vain. Il fut atteint plus tard d'un chancre infectant du doigt.

En serait-il de même si l'on pouvait de suite cautériser profondément ou exciser largement la partie souillée? Cela paraît probable, je le crois, quelques observations semblent plaider en faveur de cette opinion, mais enfin celle-ci est loin d'être démontrée d'une façon certaine.

J'aurai à revenir sur cette question lorsque je vous parlerai de l'excision du chancre comme moyen abortif de la syphilis, de l'éradication de la syphilis, suivant l'expression pittoresque de Diday. Ceux d'entre vous que la question intéresserait pourront d'ailleurs consulter un travail sur « la destruction du chancre comme moyen abortif de la syphilis » que j'ai publié en janvier 1881 dans les *Annales de Dermatologie* ».

B. PÉRIODE DE PREMIÈRE INCUBATION.

Voici donc le virus, le microbe de la syphilis inoculés en un point du tégument. Que va-t-il se passer? Chose curieuse, si l'on s'appuie sur les faits cliniques ou mieux sur les faits d'inoculation expérimentale, il ne se passe rien d'appréciable à l'œil nu au niveau du point inoculé. La plaie d'inoculation se referme, l'excoriation qui a laissé pénétrer le virus se referme, et pendant un certain temps, l'on ne voit plus rien se produire au niveau du point inoculé. Rien, absolument rien.

Il y a incubation. Le virus inoculé demeure latent. Et cependant, bien que latent, il n'en travaille pas moins, localement tout au moins, puisque au bout d'un certain temps sa présence se manifestera par l'apparition d'un premier accident, lequel se montrera toujours au niveau du point d'inoculation ; le chancre.

Il paraît donc très probable que si l'on pouvait étudier histologiquement pendant cette période de latence, le point inoculé, on pourrait y constater la présence de lésions histologiques. En tous cas, tout doit nous porter à croire que si l'on découvre un jour le microbe de la syphilis, on verra ce microbe pulluler plus ou moins au niveau du point d'inoculation, dès les premiers jours de celle-ci. Quoi qu'il en soit, au point de vue clinique, cette période de latence existe. C'est la période de première incubation.

Combien de temps dure cette première période d'incubation? Sa durée est longue, et cette longueur est d'une grande importance diagnostique, car elle ne se rencontre pas dans le chancre simple. Elle a été méconnue tant que les unicistes ont confondu les deux chancres. La durée de la période d'incubation a été déterminée d'une façon précise par la clinique, et mieux encore, car les faits cliniques sont toujours un peu sujets à caution dans des questions aussi difficiles, par l'expérimentation. L'expérimentation a montré que le temps écoulé entre l'inoculation et l'apparition de la première lésion, a été, pour les chancres consécutifs à l'inoculation du chancre de : 15 jours au minimum, 39 jours au maximum, donc en moyenne de 27 jours. Dans les inoculations faites avec des accidents cutanés ou muqueux des périodes précoces de la syphilis, la durée de la période d'inoculation a été de 10 jours au minimum, de 42 jours au maximum (donc en moyenne de 26 jours). Dans les incubations de syphilides pustuleuses précoces, la période d'incubation a été de 28 jours au minimum, au maximum de 35 jours, donc en moyenne de 30 jours. Dans les inoculations faites avec du sang de sujets syphilitiques secondaires, le minimum de l'incubation semble avoir été de 15 jours, son maximum de 35 jours, donc sa durée moyenne a été de 25 jours. Dans un cas récent sur lequel nous reviendrons, Bumm (Vierteljahresschr. für Dermatologie und syphilis, 1882) en inoculant sur un sujet sain du virus recueilli dans les ganglions syphilitiques inguinaux d'un vérolé à la période secondaire a vu paraître l'accident primitif 10 jours environ après l'inoculation au niveau de trois points inoculés et environ 20 jours après l'inoculation, dans un quatrième point.

En somme, vous le voyez, sauf quelques cas exceptionnels, le premier accident de la syphilis inoculée expérimentalement se montre en moyenne 25 jours après l'inoculation. Donc, jamais le chancre, première réaction de l'organisme contre le virus syphilitique, ne s'est montré ni le premier jour, ni le deuxième, ni le quatrième, ni même dans la première semaine. Il s'écoule en moyenne 3 à 4 semaines avant que le chancre apparaisse. Cette démonstration faite d'une façon complète et précise par l'expérimentation, est vérifiée par la clinique. L'incubation du chancre syphilitique clinique est la même que celle du chancre expérimental. La même, parce qu'elle peut varier d'un sujet à l'autre de 10 jours au minimum, à 42 jours aux maximum, car je ne vous parlerai pas des cas exceptionnels où le chancre s'est montré 60 jours, 71 jours, et même 3 mois après l'infection ! ! La même, parce que la durée de l'incubation de ce chancre clinique est en moyenne de 20 à 30 jours, de 3 à 4 semaines environ. Donc, Messieurs, retenez-le bien, ce n'est que 3 à 4 semaines après s'être exposé à la contamination que le malade verra apparaître son chancre. C'est là la durée moyenne admise par la plupart, j'oserais dire par la pluralité des syphiligraphes. Les malades que je vous présente rentrent complètement dans cette règle.

Quant aux conditions qui modifient la durée de la période d'incubation, nous ne savons rien de précis à cet égard. On ignore les conditions de réceptivité individuelle qui peuvent les faire varier. L'influence du point où a été faite l'inoculation est nulle. Et l'on ne fait qu'émettre des hypothèses en disant que l'incubation est plus ou moins longue suivant que l'absorption s'est faite par les vaisseaux sanguins ou les vaisseaux lymphatiques.

Diday avait pensé que la nature du produit virulent pouvait faire varier la durée de la période d'incubation. Que les incubations courtes sont consécutives à la contamination par le chancre syphilitique; et que les longues sont consécutives à l'inoculation par des accidents dits secondaires. Cette hypothèse n'a pas été vérifiée par l'expérimentation et la clinique. Il en est de même du rapport que quelques auteurs ont cherché à établir entre la durée de la période d'incubation et la gravité ultérieure de la vérole.

La connaissance de la période d'incubation présente une importance pratique et théorique considérable.

a) *Théorique :* elle constitue avec raison, ainsi que nous l'avons vu, un des principaux arguments des dualistes au point de vue de la distinction entre les deux chancres. Elle n'est pas d'une importance moindre dans la discussion encore pendante sur les deux opinions opposées suivantes. Le chancre est-il le premier signe de l'infection générale ? ou au contraire n'est-il que le premier signe de l'infection locale ?

b) Son *importance pratique* est très grande, parce qu'elle nous démontre : 1° Que toute lésion, se montrant quelques jours, on pourrait même dire la première semaine après le contact suspect, n'est pas un chancre infectant ; 2° Que l'on n'a pas le droit, ainsi que l'a fait remarquer Fournier, de délivrer patente nette à un malade, lequel ayant commis quelques peccadilles, vient vous consulter pour savoir si oui ou non il est infecté. Car, fort de votre assurance, si quelque temps après il se manifestait chez lui quelques lésions des plus légères en apparence (comme l'est d'ailleurs toujours le chancre au début), il taxerait cette lésion de bobo insignifiant, et la considérant comme non contagieuse pourrait ainsi communiquer la vérole à son entourage ; 3° Elle montre que dans un cas de viol, par exemple, viol soupçonné d'avoir été commis par un individu syphilitique, il faut savoir attendre avant de déclarer que l'individu soumis à votre examen n'a pas été contaminé ; 4° Elle est importante encore parce que le plus souvent, les malades ayant l'habitude d'accuser de leur vérole la dernière femme qu'ils ont vue, il sera parfois nécessaire que vous les désabusiez en leur apprenant ce qu'est l'incubation du chancre; 5° Elle est souvent d'une très grande importance au point de vue de la médecine légale : viols, attentats à la pudeur, syphilis des nourrissons, confrontations, etc. Ainsi, par exemple, vous pourrez affirmer avec certitude que toute lésion survenue quelques jours seulement après un viol, un attentat à la pudeur, etc., n'est pas une lésion syphilitique, n'est pas un chancre infectant mais tout autre chose. Vous venez d'en voir un bel exemple chez une fillette de 6 ans dans notre salle St-Henri.

En résumé le virus syphilitique, le microbe de la syphilis si vous voulez, inoculé en un point du tégument, y séjourne, s'y multiplie sans doute, sans néanmoins produire de lésions appréciables avec nos moyens actuels d'investigation. Il demeure latent, cliniquement et macroscopiquement pendant une période de 20 à 30 jours.

Est-ce à dire qu'il ne se produise pas au niveau du point d'inoculation de phénomènes histologiques ou histochimiques quelconques ? Est-ce à dire que le microbe ne se multiplie pas au niveau du point où il a été déposé ? Il est probable que si, bien qu'aucune recherche n'ait été faite dans ce sens, que je sache. Il y a là matière à une série d'études des plus importantes, rentrant absolument dans le domaine du possible.

Nous ne savons rien, par conséquent, sur l'état local ou général de l'organisme pendant la période d'incubation, rien absolument rien. En effet, si dans l'espèce les uns s'appuyant sur les deux inoculations de virus syphilitique faites par Belhomme, 7 et 9 jours après une première inoculation expérimentale et qui restèrent stériles, disaient que l'organisme est saturé par le virus au début même de la période d'incubation. Les autres riposteront par les deux cas positifs de Wallace et de Puche, le premier au huitième, le deuxième au vingt-deuxième jour après l'inoculation expérimentale. Ils s'appuieront encore sur les quelques faits rares, où le chancre infectant a pu être inoculé à son porteur quelques jours après son apparition. Inutile d'insister davantage sur cette question, je le répète, nous ne savons rien sur l'état de l'organisme pendant la période d'incubation.

Je dois noter cependant, en terminant, que pendant cette période d'incubation, 2 à 3 jours avant l'apparition du chancre, on voit survenir parfois une poussée d'herpès préputial, poussée d'herpès dont je ferais assez volontiers un trouble trophique, secondaire à l'irritation des nerfs de la peau par le virus.

C'est l'herpès prémonitoire de Cusco.

Messieurs, nous venons de terminer l'étude de ce chapitre, de cet entr'acte important, l'incubation. Nous allons maintenant passer à l'étude du deuxième acte, c'est-à-dire de la lésion locale, dite primitive, qui se montrera toujours au niveau du point d'inoculation ; à l'étude du chancre, premier signe apparent de l'infection syphilitique.

Avant d'aborder ce chapitre, je dois répondre à une question que quelques-uns d'entre vous m'ont faite. — Un individu inoculé avec du virus syphilitique aura-t-il fatalement la vérole si l'inoculation est bien faite ? Oui, Messieurs, mille fois oui, si c'est un individu indemne de syphilis antérieure, car les véroles doublées sont absolument exceptionnelles, les observations de syphilis double sont toujours passibles d'un grand nombre d'objections. On n'entasse pas vérole sur vérole, a dit Ricord. Quant aux cas où une contamination certaine et parfaite n'a pas été suivie de syphilis, je ne vous en parlerai pas car ils sont des plus exceptionnels, sujets à caution, et si cette immunité existe, nous devons dire que la cause de cette immunité nous échappe.

En résumé, quand on n'est pas syphilitique, si l'on

est inoculé en un point quelconque du corps avec du virus syphilitique, on verra se produire, après une période d'incubation plus ou moins longue, un premier phénomène qui se montrera toujours au niveau du point d'inoculation, le chancre.

SIXIÈME LEÇON

Sommaire. — *Chapitre III. — Du chancre syphilitique. Définition.* — Le mot chancre est un mauvais mot. Pourquoi ? Comment le remplacer? Par le mot sclérose initiale ? Je préfère simplement dire que c'est le « premier des syphilômes ».Le chancre n'existe pas dans la syphilis par conception et dans la syphilis héréditaire. On pourrait donner à ces syphilis le nom de syphilis par absorption ou injection directe du virus dans le sang; par opposition avec les syphilis par « inoculation tégumentaire », expression préférable à celle de syphilis acquise. Siège du chancre. Le chancre peut exister en n'importe quel point du tégument externe ou interne accessible à notre investigation, partout où peut se faire l'inoculation.

Nombre. — Description anatomique du chancre. Sa structure. Etude anatomique du chancre typique. Description générale, Schemas. *A*. Structure du syphilôme (Induration); — c'est une tumeur composée de cellules embryonnaires. Altérations des cellules plates du tissu conjonctif; elles ne sont pas caractéristiques. — La sclérose vasculaire n'est ni constante, ni caractéristique. — La sclérose du tissu conjonctif n'est ni constante ni caractéristique. En somme l'histologie du premier syphilôme, ne diffère pas, actuellement, d'une façon essentielle, de celle des autres syphilômes, examinés à des périodes correspondantes de leur évolution. — Comparaison avec les papules, les gommes, etc. *B*. Lésions épidermiques de la surface du chancre. — Importance de leur étude. *a*. Lésions de l'épiderme sur les bords du chancre : hypertrophie, hyperkératinisation. *b*. Lésions de l'épiderme au niveau de l'érosion chancreuse : Désagrégation moléculaire, nécrose de coagulation, plus fréquemment « altération cavitaire ». Importance de l'altération que j'ai décrite sous le nom « d'altération cavitaire ». Elle explique les différents aspects cliniques que peut prendre le chancre: chancre ecthymateux, chancre diphthéroïde, chancre rouge, chancre en cocarde, etc. Ces lésions épidermiques sont en partie secondaires à l'action locale du virus.

DU CHANCRE.

Définition. Messieurs, nous allons aborder aujourd'hui l'étude du chancre, première réaction apparente de l'organisme contre le virus syphilitique. Le mot chancre, qui n'est autre chose que la métamorphose française du mot cancer, cancrosus, est un mauvais mot. Cette expression malheureuse est une des causes qui font passer inaperçu si fréquemment le chancre, une des causes nombreuses des syphilis ignorées. En effet le public, les gens du monde, se fondant sur cette expression, pensent que le chancre est un ulcère hideux et non pas un simple bobo comme il l'est le plus souvent. Le mot chancre ne correspondant pas à la rélalité des faits, quelques auteurs russes (Tarnowsky) et allemands ont proposé de rempacer le mot chancre par l'expression « sclérose initiale ».

Cette définition étant passible de plusieurs objections, car la sclérose est loin d'être constante dans le chancre, je préfère pour ma part et je propose tout simplement la définition suivante : « premier des syphilômes, ou syphilôme primaire. » Il faut noter toutefois que le chancre, exorde obligé de la syphilis acquise (ou par inoculation *tégumentaire*), fait défaut dans les deux formes de syphilis, que par opposition avec la précédente, on pourrait appeler syphilis par *absorption ou injection* du virus dans le sang, je veux parler de la syphilis acquise par conception et de la syphilis héréditaire, formes que nous étudierons plus tard.

Siège du chancre. Ainsi que nous l'avons vu dans le chapitre précédent, le chancre se produira toujours en quelque point du tégument externe ou interne que l'inoculation ait été faite, si cette inoculation a été bien faite. Comme l'a dit Ricord, en fait de vérole, on est puni par où l'on a péché. Donc, le chancre pourra s'observer sur toute l'étendue du tégument externe ou interne accessible à notre investigation. Donc, vous devrez chercher le chancre partout, non seulement aux organes génitaux, non seulement à la bouche, à l'anus, au sein, aux doigts, etc..., mais partout, je le répète, et jusque entre les doigts de pieds, comme je vous en ai cité un exemple curieux.

Messieurs, les chancres génitaux sont de beaucoup les plus fréquents, je n'ai pas besoin de vous dire pourquoi, mais ainsi que vous pouvez le constater dans mon service, les chancres extra-génitaux de la bouche, du sein, etc., etc., sont loin d'être rares. Je dois vous faire remarquer cependant que les chancres du vagin sont exceptionnels. Sur 249 cas de chancres génitaux chez la femme, Fournier n'a constaté qu'une seule fois un chancre du vagin, encore le cas était-il douteux. Par contre, ainsi que l'ont montré Fournier et Schwartz (thèse de Paris, 1873), il ne faut pas oublier que les chancres du col utérin sont assez fréquents. Sur 249 cas de chancres génitaux, Fournier a constaté 13 fois des chancres du col. Je vous ai donné dans la leçon précédente, les raisons probables de cette rareté des chancres du vagin, de cette fréquence relative des chancres du col, que vous pouvez constater dans nos salles.

Nombre. C'est le propre du chancre induré d'être ordinairement solitaire, a dit Ricord. Cependant, il résulte de nos leçons précédentes, qu'il pourra exister autant de chancres qu'il y a eu de portes d'entrée contaminées par le virus, qu'il y a eu d'inoculations. Sur 203 femmes et 456 hommes, en tout 659 cas, Fournier a trouvé :

1 chancre.	475 fois	5 chancres.	5 fois
2 —	138 »	6 —	2 »
3 —	29 »	19 —	1 »
4 —	9 »		

Il s'agit ici sans doute du cas de Lailler, dont je

vous ai déjà parlé. Enfin, Fournier a publié une observation de 23 chancres infectants du sein. Vous avez vu dans ma salle des hommes, un cas de 9 chancres du prépuce et du gland (chancres mixtes, observation n° 56 du registre des hommes), quelques semaines après, vous avez observé un nouveau cas de 10 chancres infectants de la verge chez un sujet qui avait eu la phthiriase (n° 125 du recueil d'observations, hommes). Abordons maintenant, Messieurs, la description du chancre. Le chancre est une érosion des téguments reposant sur une base plus ou moins indurée. Pour mieux dire, c'est un néoplasme, un syphilôme, érosif et parfois ulcéré.

Description anatomo-pathologique. Structure. — Afin de bien comprendre ce qui va suivre il importe, Messieurs, que dès maintenant, je vous décrive l'anatomie et la structure du chancre en général, du chancre typique. L'étude des variétés du chancre au point de vue histologique, sera faite en temps et lieu.

Messieurs, dans l'étude anatomique du chancre nous devons étudier : 1° le néoplasme, l'induration, le syphilôme en un mot ; 2° les lésions variables de l'épiderme qui recouvrent le chancre. Le schéma suivant, analogue, sauf quelques modifications, à celui qu'a fait mon maître le professeur Cornil dans ses belles leçons sur la syphilis, publiées en 1879, vous donne une bonne idée générale de l'anatomie du chancre type. J'ai fait à dessein dans ce schéma, abstraction de la fausse membrane du chancre qui n'existe pas dans tous les cas.

Vous voyez qu'en somme le chancre n'est pas une ulcération à proprement parler « c'est plutôt une saillie papuleuse du derme, car si son centre est déprimé, est légèrement excavé en godet par suite de l'amincissement central de l'épiderme, ses bords sont plus épais, plus saillants que la peau saine avec laquelle il se continue » (Cornil).

Ainsi que l'a bien montré Cornil, la couche cornée (*c*) de l'épiderme se continue de la partie saine de la peau sur le relief formé par le bord du chancre en (*g*), puis elle s'amincit lorsqu'on arrive à la dépression centrale (*e*) au niveau de laquelle la couche de Malpighi (*m*) est excessivement amincie ou même disparue. Cette

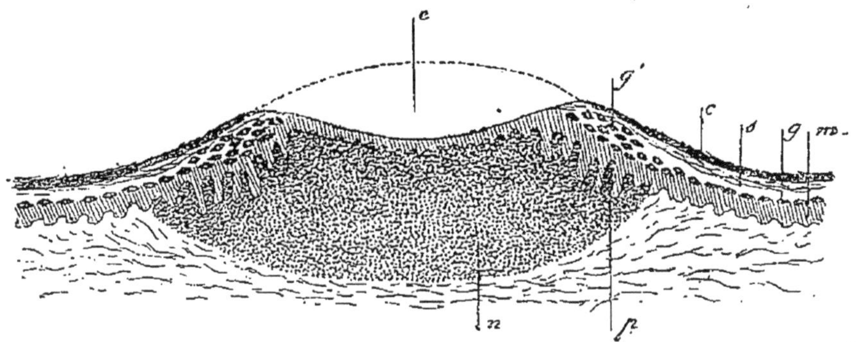

Fig. 5. — Cette figure représente une coupe demi-schématique de chancre infectant. *e*, Erosion chancreuse, constituée par la disparition ou l'altération d'une partie des couches de l'épiderme; c, Couche cornée de l'épiderme; s, Stratum lucidum; *g*, couche granuleuse; *g'*. La couche granuleuse est hypertrophiée sur les bords du chancre, en g'. Les prolongements interpapillaires du corps de Malpighi sont également hypertrophiés à ce niveau; *m*, Corps muqueux de Malpighi; *p*, Prolongements interpapillaires du corps de Malpighi, allongés et hypertrophiés au niveau des bords du syphilôme primaire (bords de l'érosion chancreuse); *n*, Néoplasme. Syphilôme primaire. Induration chancreuse. (Siégeant dans la derme et parfois dans l'hypoderme).

couche de Malpighi s'épaissit au contraire en (*g'*) au niveau des bords du chancre. La couche papillaire présente au niveau des bords du chancre, en (*p*) un épaississement et un allongement des papilles, et au niveau de la dépression centrale, de l'exulcération, un aplatissement du corps papillaire. En (*n*) existe le néoplasme, le syphilôme, siégeant dans le derme.

A. Abordons maintenant l'étude histologique plus détaillée du *syphilôme*, de l'*induration chancreuse*.

En 1846, le professeur Charles Robin décrivait le chancre comme composé d'éléments fibro-plastiques et de cytoblastions. Quelque temps après, Virchow faisait du chancre une hyperplasie du tissu cellulaire, il disait que son histologie était semblable à celle des gommes, il en faisait une tumeur de granulations. Les travaux ultérieurs des histologistes, n'ont en somme, fait que confirmer, sauf quelques modifications, les recherches de Robin et de Wirchow sur la structure de l'induration chancreuse. Biesadecki, Auspitz et Unna, et surtout Cornil, ont étudié d'une façon précise, la structure de l'induration chancreuse.

Sur une coupe de chancre, on voit que les fibres du tissu conjonctif sont dissociées par des cellules rondes (cellules dites embryonnaires) dont la majeure partie est constituée par des cellules lymphatiques sorties des vaisseaux par diapédèse, dont l'autre provient de la prolifération des cellules fixes du tissu conjonctif. « D'autres éléments cellulaires, dit Cornil, sont des cellules plates ou cellules fixes du tissu conjonctif dont le noyau est devenu plus gros en même temps que le protoplasma de la cellule est granuleux et tuméfié, cellules fibro-plastiques de Robin. » Ce gonflement des cellules du tissu conjonctif, bien décrit par Cornil, a été ultérieurement considéré par Neisser (article *syphilis* de l'*Encyclopédie* de Ziemssen) comme caractéristique du chancre infectant. A mon avis, il n'en est rien, et j'ai retrouvé ces cellules, non seulement dans le chancre, mais dans les gommes, les plaques muqueuses, et dans bien d'autres affections cutanées même qui ne sont nullement d'origine syphilitique. Vous les trouverez plus ou moins nettes sur ces préparations colorées avec du picro-carmin, et mieux, avec du brun de Bismarck.

Auspitz et Unna, Cornil, décrivent dans le chancre un épaississement scléreux inflammatoire des tuniques, des vaisseaux artériels et veineux portant surtout sur la membrane externe ou adventice du chancre. Cette sclérose vasculaire, bien que fréquente, n'est pas constante dans tous les chancres; en ceci, je suis complètement d'accord, contrairement à Auspitz et Unna, avec mon collègue le professeur Neisser, de Leipzig. Quant à l'hypertrophie fibrillaire du tissu conjonctif fibreux, qu'Auspitz et Unna considèrent comme caractéristique du chancre, elle ne m'a pas paru constante, je dirais même presque, avec Neisser, qu'elle est assez rare, même dans les grosses indurations. En tous cas, elle est loin d'être caractéristique du chancre syphilitique, quand celui-ci est examiné pendant la période de début ou d'état.

Il faut, d'ailleurs, se méfier au point de vue histologique du tassement des fibres conjonctives par les cellules embryonnaires, tassement qui peut parfois singer la sclérose. Enfin, pas plus que Cornil, je n'ai pu constater au niveau de la base du chancre, la réaction violacée de Bœrensprung sous l'influence de l'iode et de l'acide sulfurique.

En somme, si vous comparez l'étude histologique du chancre à celle des syphilides à papules fortement indurées, à celle des gommes, etc., vous voyez que, au début, toutes ces lésions présentent une structure identique à peu près. Toutes se rapprochent des tumeurs de granulations de Virchow. Comme le dit Cornil, « les lésions déterminées dans le tissu conjonctif par le chancre induré, ne diffèrent pas essentiellement de celles que produit l'inflammation dans ce même tissu. » Lisez dans la nouvelle édition du manuel de Cornil et Ranvier, les chapitres : gommes syphilitiques, lésions de la peau, vous verrez qu'il n'exsite pas de distinction histologique précise entre le chancre syphilitique et les gommes au début.

Lisez les descriptions histologiques des gommes telles qu'elles ont été faites par Wirchow, Cornil, Malassez, Chambard, Balzer, etc..., et vous vous demanderez réellement en quoi une gomme crue diffère, au point de vue histologique, d'un chancre. Dans les gommes, dans les papules, comme dans le chancre, ainsi que vous le montrera l'étude des travaux précédents, et ainsi que vous pouvez le constater sur mes préparations et dessins, la lésion majeure est l'infiltration du tissu par des cellules embryonnaires. Dans les gommes comme dans le chancre, les lésions vasculaires sont variables, elles peuvent manquer, elles peuvent au contraire être très accentuées. Dans les gommes comme dans le chancre, dans tous les syphilômes en un mot, les altérations des cellules fixes du tissu conjonctif sont plus ou moins prononcées.

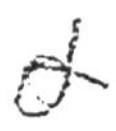

Le chancre peut même se nécroser dans certains cas comme une véritable gomme, nous le verrons tout à l'heure. En un mot, le chancre sec, le chancre cru, passez-moi l'expression, est comparable à la gomme crue. Le chancre nécrotique est comparable à la gomme nécrobiotique. Nous voyons donc que, dès le début, le premier syphilôme présente une structure semblable à celle des syphilômes des autres périodes, avant qu'ils ne se nécrosent. Le premier syphilôme est identique aux autres, nous verrons même que, dans certains cas, il peut devenir non résolutif (1).

B. Lésions de l'épiderme à la surface du chancre.

---

(1) Cette analogie, cette identité de structure existe aussi au point de vue plus délicat de la recherche des éléments spécifiques, des microbes, dans les syphilômes des différentes périodes. Les recherches toutes récentes de Lustgarten (*Medicinische Jahrbücher der Kaiserlichen Gesellschaft der Aerzte,* Vienne 1885), ont montré que, dans le chancre, les papules des périodes secondaires, les gommes, les tubercules, il existe un bacille très analogue morphologiquement au bacille de la tuberculose et de la lèpre, mais en différant par certaines réactions histochimiques. Ce bacille se trouve dans l'intérieur de cellules rondes, ovales, ou polygonales, d'un volume double à celui des globules blancs. Le prof. Doutrelepont de Bonn et le Dr Jos. Schütz (*Deutsch medicinische Wochenschrift,* n° 19, 1885) ont vérifié les recherches de Lustgarten, ils sont arrivés à colorer les bacilles par un pro-

Ces lésions sont d'une grande importance : 1° elles nous expliquent l'érosion du chancre, les différents aspects de cette érosion, et les chancres pustuleux, croûteux, diphthéroïdes, etc.

2° Elles se rapprochent de très près de celles que l'on observe à la surface des autres syphilômes cutanés ou muqueux ; papules, papulo-pustules, etc. Je dirai plus, ces lésions ne sont pas même spéciales aux syphilômes en général, vous observerez ces mêmes lésions dans les différentes lésions élémentaires de la peau et des muqueuses. Il importe donc de les étudier en détail, non pas seulement au point de vue des syphilides cutanées ou muqueuses, mais des lésions élémentaires de la peau en général. Quand on examine une coupe de chancre infectant, on constate que, ainsi que vous le voyez sur ces préparations et dessins :

a) Sur les bords du chancre en *g'* (*fig.* 5), il y a hypertrophie de l'épiderme, du corps muqueux de Malpighi en particulier, et de ses prolongements interpapillaires ; parfois hypertrophie de la couche granuleuse, dont les cellules sont plus riches en éléidine.

b) Au milieu du chancre, là où se fait l'érosion chancreuse en *e* (*fig.* 5), il se produit des lésions épidermiques aboutissant à la destruction plus ou moins complète de cet épiderme. Les processus présidant à cette

---

cédé beaucoup plus simple que celui de Lustgarten. — Si donc nous sommes bien réellement ici en présence des « bacilles » de la syphilis, ce que la culture et l'inoculation expérimentale pourront seules démontrer, il restera à déterminer s'il est possible de distinguer entre eux les différents syphilômes d'après la plus ou moins grande quantité de bacilles qu'ils contiennent, d'après la disposition de ces bacilles, et d'après leur richesse plus ou moins grande en spores. Quoi qu'il en soit, le fait signalé par Lustgarten est vrai ; j'ai pu le constater après cet auteur et après Doutrelepont et Schütz en employant les procédés de ces deux auteurs. Mais s'agit-il ici réellement du « bacille de la syphilis » ? Attendons le critérium de culture et d'inoculation expérimentale.

destruction plus ou moins complète sont : ou bien la désagrégation moléculaire (atrophie interstitielle) analogue à celle que j'ai étudiée après Larroque dans certains cas de lupus non excedens (Leloir et Vidal. *Anatomie pathologique du lupus.* Société de Biologie, 1882) ; elle est plus fréquente à la surface des gommes qu'à la surface du chancre ; ou bien la nécrose de coagulation de Weigert. Mais bien plus souvent, le processus qui amène l'érosion épithéliale du centre du chancre est l'altération que j'ai étudiée, en 1878, sous le nom « d'altération cavitaire » altération qui préside à la formation des vésicules, pustules et productions diphthéroïdes sur les muqueuses et sur la peau. Je ne puis ici vous décrire en détail cette altération dont je vous ai déjà parlé. Les préparations et dessins que je fais passer sous vos yeux vous rendent un compte suffisant de ce processus. Je me borne à renvoyer ceux d'entre vous, que cette question intéresserait, aux articles que j'ai publiés en 1878, 1879 et 1880, dans les *Archives de physiologie*, etc. (altération spéciale des cellules épidermiques ; structure et mode de formation des vésicules et pustules sur les muqueuses et sur la peau ; structure et développement des productions pseudo-membraneuses sur les muqueuses et sur la peau, etc.), différents travaux dont les résultats ont été complètement vérifiés et admis tant en France qu'à l'étranger.

Ce processus se résume en deux mots : sous l'influence de l'altération cavitaire, qui, débutant autour du noyau (*fig.* 6, A) dans la zone hyaline périnucléaire de Ranvier, transforme la cellule épithéliale en une cavité, et lui fait prendre l'aspect d'une cellule végétale (*fig.* 6, *B*) ; une partie plus ou moins étendue de l'épiderme cutané ou muqueux se trouve transformée en un réticulum, dont chaque maille est constituée par une cellule épithéliale ayant subi mon altération cavitaire. (Le schéma suivant tiré de mon mémoire à la Société de Biologie, mars et novembre 1878, et que mon maître Cornil m'a fait l'honneur de reproduire dans ses leçons

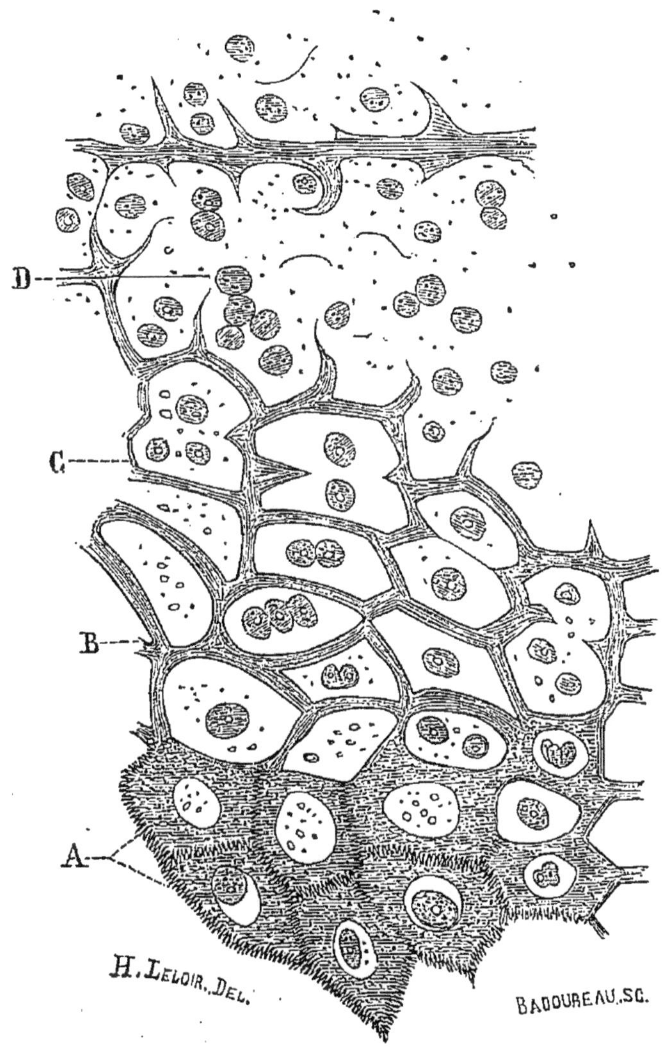

Fig. 6. — Schéma des altérations de l'épiderme à la surface du chancre, (figure extraite de mon mémoire de 1878. In comptes rendus de la Société de Biologie et intitulé : *Altération spéciale des cellules épidermiques*). *A*. Début de l'altération cavitaire. *B*. Cellules épidermiques ayant subi en entier l'altération cavitaire et prenant l'aspect de cellules végétales. Formation du reticulum épithélial primaire. *C*. Ouverture les unes dans les autres des cellules cavitaires, par disparition de leurs cloisons. Formation du reticulum épithélial secondaire. *D*. Destruction du reticulum épithélial. Formation des cavités plus ou moins grandes pleines de globules de pus, de fines granulations, de minces filaments de fibrine. Ces cavités sont bordées par les débris anfractueux des parois cellulaires désagrégées.

sur la syphilis (1879) vous en donne une bonne idée). Le réticulum s'infiltre de liquides et de pus venus du derme. Ses mailles se rompent par places, et constituent ainsi des cavités secondaires provenant de la fusion des cavités primaires. La vesico-pustule est formée, c'est le chancre pustuleux, puis par dessiccation, croûteux de la peau (chancre ecthymateux, *fig.* 6, *C. D.*) Si la couche cornée est enlevée par macération ou autrement, comme cela se produit sur les muqueuses ou les régions de la peau qui, par leur humidité constante, se rapprochent des muqueuses, le réticulum, au lieu d'être soulevé et distendu par les liquides venus du derme et de former une vésico-pustule, s'affaisse. Il constitue une pseudo-membrane. C'est le chancre gris ou diphthéroïde. Si cette fausse membrane est enlevée en partie ou totalement, le chancre prendra, aux points où cette pseudo-membrane d'origine épithéliale manque, l'aspect rouge, ou chair musculaire. C'est le chancre rouge (1).

Ces lésions épithéliales sont-elles uniquement secondaires aux troubles de nutrition que produit dans l'épiderme le développement du syphilôme, comme le pense Cornil? Oui, en partie, mais je pense que l'on ne peut dire en entier. Je pense que l'action locale du virus syphilitique produit à la fois des lésions épidermiques et dermiques. En effet, au début, le chancre est surtout une lésion épidermique, une érosion, une produc-

---

(1) Il importe également d'étudier les modifications de la couche granuleuse et de l'éléïdine dans l'épiderme qui recouvre le chancre. (Voir *fig.* 5). Au niveau de l'érosion, la couche granuleuse disparaît en général, parfois cependant ses cellules subissent l'altération cavitaire, dans les chancres echthymateux superficiels par exemple. Sur les bords du chancre, la couche granuleuse est souvent épaissie et contient beaucoup plus d'éléidine. Il se passe ici un phénomène analogue à celui que l'on observe dans certaines papules cutanées.

tion de vésico-pustulation. Ce n'est que plus tard, que l'on voit des lésions dermiques, néoplasiques, l'induration, le syphilôme, l'emporter sur les lésions épidermiques.

SEPTIÈME LEÇON.

SOMMAIRE. *Chapitre III. — Du syphilôme primaire. — (Chancre syphilitique). Suite.* (Leçon faite le 20 février 1885). *Description clinique du chancre.* — *A.* Chancre au début. On le voit très rarement à cette période. Pourquoi ? C'est une lésion insignifiante. — Observation d'un chancre syphilitique étudié 12 heures après son apparition ; excision du chancre. *B.* Chancre à sa période d'état. 1° Etude de l'érosion chancreuse. a. Etendue. — Etendue ordinaire. — Etendue anormale en grand (chancres géants) ; en petit (chancres nains). — Chancre herpétiforme de Dubuc. *b.* Forme. — Contours. — Le Chancre syphilitique n'a pas de bords. *c.* Fond. — Plat. — Creux. — Bombé. — Exceptionnellement ulcération. *d.* Couleur. — Chancre gris ou diphthéroïde ; son anatomie, son aspect. — Parfois piqueté hémorrhagique du fond du chancre. — Raison anatomique du fait. *e.* Sécrétion du chancre. — Très peu abondante, claire, transparente. — Distinction pratique entre la sécrétion du chancre et celle de l'herpès érodé chancriforme ou non. Examen histologique de la sérosité du chancre. 2° Etude du syphilôme, du néoplasme chancreux (Induration). *a.* Sa fréquence. — Elle peut échapper. — On retrouve le syphilôme quand on pratique l'examen histologique, dans les cas où l'induration fait cliniquement défaut ; exemple. — *b.* Siège de l'induration. Moyen de la percevoir. *c,* Variétés de l'induration : lamelleuse (foliacée, papyracée, parcheminée) ; noueuse ; annulaire. Raisons anatomiques de ces variétés. *d.* On ne peut déterminer d'une façon précise les conditions qui font varier l'intensité de l'induration. Opinions diverses émises à cet égard (siège anatomique, nature du virus, etc.) 3° Troubles fonctionnels. Presque nuls. — Le chancre est indolent ; il est aphlegmasique. Le chancre ne devient douloureux et enflammé que par une cause surajoutée (irritation, etc.). — Troubles fonctionnels dépendant du siège spécial du chancre.

DESCRIPTION CLINIQUE DU CHANCRE.

A. *Chancre au début.*

Messieurs,

Au début, qu'est-ce que le chancre? il est très rare, pour ne pas dire exceptionnel, de voir le chancre à ce moment. Et cela se conçoit, car, dans les premiers jours, le chancre constitue une lésion tellement minime, tellement insignifiante, qu'elle passe inaperçue. Dans les descriptions de chancres consécutifs à l'inoculation expérimentale, nous voyons qu'au début, dans les premiers jours, le chancre est une petite saillie tégumentaire légèrement érodée à sa surface, ou une papule minuscule. — Au point de vue clinique le chancre a été rarement vu à son début, mais enfin il l'a été. Or qu'était-il dans les 4 ou 5 premiers jours de son apparition? C'était, dit Fournier, dans les quelques observations qu'il nous en rapporte, une légère rougeur, une érosion insignifiante. C'était, comme le disent les malades, un bobo minuscule, moins que rien. J'ai vu un chancre syphilitique 12 heures après son apparition. J'ai communiqué cette observation au Congrès international des Sciences médicales de Copenhague en 1884. La voici brièvement résumée, car elle est très instructive et presque unique dans son genre. (Voir Leloir *Vierteljahreschrift für Dermatologie und Syphiligraphie* 1884, p. 451.)

Un étudiant vient, en 1882, me consulter épouvanté dans mon cabinet alors que je pratiquais à Paris. Ce jeune homme me raconte qu'il a eu des rapports, un jour auparavant, avec une femme, laquelle, d'après le dire de ses amis (le malheureux ne l'a appris que trop tard) était syphilitique. Je vis la femme et elle portait en effet des papules érosives de la vulve. Malgré les instances de l'étudiant qui voulait absolument savoir si oui ou non il avait la vérole, je ne pouvais répondre qu'une seule chose à ce pauvre garçon : Laissez passer la période d'incubation ; sachez attendre, car actuellement je ne puis rien vous dire ; mais tout en attendant, observez-vous minutieusement et au moindre bobo suspect venez me trouver. La recommandation fut exécutée d'une façon scrupuleuse, plus que scrupuleuse même. L'étudiant armé d'une énorme loupe achetée pour la circonstance, passait son temps à examiner ses organes génitaux. Il les examinait avant de se coucher, la première chose qu'il faisait le matin en se levant était de prendre sa loupe et de passer une inspection minutieuse des régions suspectes. A chaque instant dans la journée, nouvelle inspection pour voir si le fameux bobo n'était pas apparu. L'étudiant était devenu un véritable fakir dont le regard renforcé par un instrument grossissant était constamment dirigé vers les organes génitaux. Cet état de monomanie dura 20 jours. Le 22e jour vers 2 heures de l'après-midi, il entre effaré dans mon cabinet, il était déjà venu deux fois le matin pour me voir, et la première chose qu'il fit en m'abordant fut..... de me montrer sa verge. Sur le bord libre du prépuce se trouvait une érosion saillante, grande comme une petite tête d'épingle, je dis érosion, c'était plutôt une simple petite tache rouge. D'induration, nulle trace. Pas d'adénopathie inguinale. Or ce bobo, Messieurs, s'était montré dans la nuit qui avait précédé la visite de l'étudiant, et cela après minuit, car ce jeune homme rentré chez lui la veille plus tard que de coutume, avait inspecté minutieusement ses organes génitaux et n'avait rien trouvé. Ce n'est que le matin à son réveil qu'il avait vu cette érosion minuscule. J'examinai avec soin tout le restant de la surface tégumentaire du sujet et je ne trouvai rien, absolument rien, ni ce jour-là, ni dans les semaines qui suivirent. Supposant que cette érosion insignifiante pouvait être le chancre au début, en train d'éclore, j'excisais largement un morceau grand comme une pièce de 0,50 du prépuce sur lequel reposait cette petite érosion. La plaie se cicatrisa rapidement sans qu'il se produisit d'induration à son niveau. Mais quelques jours après les ganglions inguinaux commencèrent à s'engorger et environ 6 semaines après l'étudiant était en pleine syphilis secondaire (roséole, alopécie, papules érosives).

Donc, dans le cas actuel, le chancre, environ 14 heures après son apparition, était la plus insignifiante des érosions. Je reviendrai plus tard sur cette observation quand je vous parlerai de la destruction du chancre comme moyen abortif de la syphilis.

Elle présente une grande analogie avec une observation publiée par le Dr Rasori (de Rome) et une observation du professeur Fournier. Ce fait vous montre, Messieurs, que dans les 4 ou 5 premiers jours le chancre est la plus insignifiante des lésions. Comme il est donc impossible, à cette époque, d'en faire un diagnostic précis, sa nature ne pourra être soupçonnée que s'il y a eu confrontation.

Donc, votre devoir de médecin doit être de mettre en garde le client contre toute érosion minuscule, contre tout bobo survenu après un coït suspect ; de lui dire que ce n'est peut-être pas une vésicule d'herpès ou une écorchure du coït, comme il le pense, mais peut-être un chancre au début.

B. *Chancre à sa période d'état.* Etudions, maintenant, le chancre à sa période d'état. Comme le dit M. Fournier, cette période d'état est caractérisée par les deux phénomènes suivants : l'extension de l'érosion, l'apparition de l'induration. Si nous étudions alors un chancre typique, un chancre modèle, il se présente à nous avec les caractères suivants. Le chancre est :

une érosion de petite étendue, ronde ou ovalaire, sans bord, à fond lisse et uni, de coloration rouge ou grise. Cette érosion repose sur une induration plus ou moins accentuée, elle est indolente, aphlegmasique. (Fournier.)

1° *Etude de l'érosion.* — a) Etendue de l'érosion. — En général l'érosion est de petite étendue, du diamètre d'un centime ou d'une pièce de cinquante centimes. Elle peut être beaucoup plus grande, par exemple le chancre érosif de notre malade n° 5 de la salle Saint-Damiens, qui recouvrait la moitié externe, le bord libre et la face interne de la grande lèvre gauche dans toute sa hauteur. (Obs. 13 du registre des femmes.) Vous avez vu récemment dans notre salle des vénériens un chancre du scrotum grand comme une pièce de 5 fr. (n° 201 du recueil d'observations hommes). Tel est encore le moulage d'un chancre double du menton que je vous fais passer sous les yeux et qui provient d'un malade du service de M. le professeur Trélat. Le Dr Mauriac parle d'un chancre de 8 centimètres de diamètre. Dans d'autres cas, au contraire, l'érosion peut être excessivement petite, de l'étendue d'un pepin de pomme, d'une tête d'épingle, c'est le chancre nain. Je vous en fais passer sous les yeux un bel exemple provenant d'un malade (n° 58 du Recueil d'observations) de notre salle des vénériens. L'excellent moulage que vous avez en main a été fait, comme vous le savez, par mon élève M. Havrez, dont le talent artistique vous est connu. Ces chancres nains sont en général solitaires comme vous venez encore de le constater chez deux malades de la salle des vénériens atteints de chancres grands comme des pepins de pomme (nos 213 et 202 du Recueil d'observations hommes). Quand ils sont multiples ils constituent alors le chancre herpétiforme décrit en 1874 par Dubuc.

b) La forme de l'érosion est en général ronde ou ovalaire. Elle est régulière, et présente deux moitiés symétriques superposables, comme vous pouvez le constater journellement dans nos salles et comme vous pouviez le voir d'une façon frappante chez un sujet atteint de chancre de la commissure labiale, constituant un bel exemple de « chancre en feuillet de livre. » Parfois la forme du chancre est beaucoup plus allongée, c'est une fissure, une rhagade, en voici un bel exemple (n° 101 du Recueil d'observations femmes), comme cela s'observe souvent à l'anus. Parfois l'érosion est en forme de croissant, tels certains chancres de la racine de l'ongle ou de la base du mamelon. L'érosion peut ne pas présenter de contour bien limité, c'est plutôt une sorte de rougeur diffuse sans contour précis; elle constitue alors le chancre intertrigineux ou épithélial de Langlebert. Vous en avez vu plusieurs exemples ces derniers mois dans nos salles des femmes, ces chancres siégeaient sur les grandes et les petites lèvres.

Jamais, comme le fait remarquer M. Fournier, ou tout au moins pourrait-on dire très exceptionnellement, le chancre ne présente de contours polycycliques ou géographiques. Ce fait est très important au point de vue du diagnostic avec l'herpès. Le chancre ne présente pas de bords. En effet, le chancre étant très rarement une ulcération, mais le plus souvent une érosion, comme l'a, le premier, bien remarqué Bassereau, le chancre ne peut avoir de bords. Ses bords se continuent de plein pied avec le fond comme vous pouvez le constater sur ces malades, ces préparations et ces moulages. Vous voyez que loin de présenter des bords taillés à pic, le chancre se présente à nous sous forme d'une cupule, d'un godet, et quelquefois même d'une papule (chancre papuleux).

c) Fond du chancre. Il résulte de l'absence de bords du chancre que le fond de celui-ci n'est jamais situé profondément. Le chancre peut avoir un fond plat, au niveau des parties avoisinantes, il s'agit alors en général d'un chancre à peine induré, chancre parcheminé et à érosion très superficielle. C'est le chancre plat érosif ou épithélial de Langlebert. Il simule souvent une balanite simple. Sa durée est courte. Besnier et Doyon lui donnent avec raison le nom de chancre maculeux (Besnier et Doyon, Note à leur traduction de Kaposi). Nous conserverons cette expression. Le chancre est en général un peu creux, c'est une érosion en godet, en coup d'ongle, en fissure. Par opposition au chancre creux, au chancre érosif, nous avons le chancre bombé de Charles Bell. Ce chancre n'est autre chose qu'une papule érodée à sa surface. C'est l'ulcus elevatum des anciens auteurs, le chancre nummulaire, condylomateux. Ce chancre simulant quelquefois à s'y méprendre la plaque muqueuse, on conçoit comment il se fait que certains auteurs aient considéré la plaque muqueuse comme étant parfois l'accident initial de la syphilis. Je vous ai montré, dans mes cliniques, plusieurs chancres papuleux des plus caractéristiques dont voici quelques moulages faits par M. Havrez.

Le fond du chancre, Messieurs, surtout lorsqu'il est dépouillé de sa fausse membrane, est lisse, uni, vernissé. Il diffère, par conséquent, notablement du fond du chancre simple qui est irrégulier, alvéolaire. Exceptionnellement le chancre est ulcéreux. Cependant, dans certains cas, où les parties superficielles du syphilôme s'ulcèrent, le godet du chancre peut s'approfondir, atteindre la couche papillaire, et le derme lui-même. Alors le chancre se présente sous l'aspect d'une cupule plus profonde et même d'un petit entonnoir comme vous en avez vu un exemple. Cependant, jamais dans ces cas, le chancre ne présente de bords taillés à pic. Il n'a pas de bords. C'est toujours un godet plus ou moins profond. Il n'en est pas de même, ainsi que nous le verrons, dans les chancres profondément ulcéreux que nous étudierons avec les chancres anormaux ou atypiques.

d) La couleur du chancre est assez variable, cependant, comme l'a bien dit M. Fournier, il en existe deux principales : la couleur grise, la couleur rouge ; le chancre gris, le chancre rouge. 1° Chancre gris ou diphthéroïde. Vous avez vu, à propos de l'anatomie pathologique générale du chancre, que cet aspect diphthéroïde résulte d'une altération particulière « altération cavitaire de l'épihélium ; altération particulière qui transforme une partie de cet épithélium en une véritable pseudo-membrane. » Cette pseudo-membrane qui recouvre une partie ou la totalité de l'érosion chancreuse, présente une teinte grisâtre, très analogue à celle de certaines membranes diphthéritiques, ou d'herpès grisâtre érosif des muqueuses, ou de certains vésicatoires couenneux. On a comparé sa teinte à celle du vieux lard ranci. Cette pseudo-membrane peut être plus ou moins épaisse. Elle peut occuper toute la surface du chancre, ou seulement certaines portions de cette surface ; ces parties ainsi privées de fausse membrane présentent alors un aspect rouge. Lorsque la fausse membrane occupe le centre seul de l'érosion chancreuse la périphérie restant rouge ; ou lorsque, au contraire, le centre restant rouge la pseudo-membrane constitue un anneau grisâtre autour de la région rouge centrale, on aura affaire à deux variétés du chancre dit en cocarde.

2° Chancre rouge. La couleur de ce chancre a été justement comparée par mon maître, M. le professeur Hardy, à celle de la tranche de jambon cru ; d'ailleurs, cette teinte rouge varie, elle est chair musculaire, fauve, cuivre rouge, ou irisée (Rollet). En général, le chancre rouge est plus luisant, plus vernissé que le chancre gris. Il n'y a pas d'altération cavitaire dans l'épithélium qui constitue le fond de l'érosion du chancre rouge. Il n'y a pas de réticulum épithélial, pas de fausse membrane comme je vous l'ai dit. Parfois, ainsi que vous le pouvez voir sur ces malades et sur ces moulages de M. Havrez, le fond du chancre présente un fin piqueté hémorrhagique comme si on l'avait moucheté avec une aiguille très fine. Chacun de ces minuscules points rouge carmin correspond à une papille plus ou moins dépouillée de l'épithélium qui la recouvre, et parfois même plus ou moins érodée ou ulcérée. (Vous en avez devant les yeux de belles préparations histologiques provenant d'un chancre que j'ai examiné en 1880 chez M. Maurice Raynaud.) Notons en passant que les chancres génitaux des femmes enceintes, comme l'a remarqué M. Fournier, présentent souvent une teinte livide, violacée, lie de vin, due à la stase veineuse. Ils sont en outre parfois hypertrophiques, vous l'avez pu voir chez plusieurs de nos malades.

e) Sécrétion du chancre. Messieurs, la sécrétion du chancre est très peu abondante. Sur un chancre ordinaire, non enflammé et non ulcéreux, c'est à peine s'il existe à la surface du chancre un liquide transparent, clair, comparable à la sérosité vaccinale et peu abondant. Ce liquide est donc loin de présenter les caractères purulents du liquide qui s'écoule de l'ulcération du chancre simple. Comme le dit bien M. Lancereaux, en syphilis la virulence est opposée à la purulence. Lee avait justement remarqué que le chancre syphilitique ne suppure pas. Donc, premier caractère de la sécrétion, cette sécrétion n'est pas purulente.

Deuxième caractère, cette sécrétion est peu abondante. On a beau presser entre les doigts le chancre, c'est à peine si l'on augmente la légère humidité, le léger suintement qui le recouvre. Prenez au contraire une érosion d'herpès des organes génitaux, herpès solitaire, chancriforme ou non. Pressez cette érosion entre les doigts, très souvent vous verrez la surface de l'érosion s'humecter notablement. Très souvent même vous verrez sourdre sous l'influence de cette pression une gouttelette plus ou moins grosse d'un liquide transparent légèrement ambré rappelant absolument la sérosité de l'eczéma ou la sérosité qui s'écoule lorsque l'on rompt une vésicule ou arrache une croûte d'herpès labialis. Je vous ai montré souvent ce signe différentiel, auquel j'attache une grande importance et que les auteurs semblent avoir passé sous silence. J'ai proposé de lui donner le nom de *signe de l'expression du suc.*

Ce phénomène particulier me paraît dépendre de la différence des lésions histologiques que l'on observe dans le derme, dans le chancre et dans la vésicule d'herpès. D'un côté, il y a néoplasme. De l'autre côté, il y a inflammation hypérémique du derme avec troubles vasculaires d'origine nerveuse très accentués (1).

Si l'on examine au microscope le liquide de la surface du chancre, on n'y trouve que très peu de globules de pus, très peu de cellules lymphatiques, comme le dit Cornil. On y trouve aussi, dit ce maître, « de fines granulations graisseuses ou protéiques ; des spores très petites isolées ou réunies en chapelets, des bactéries en bâtonnets, etc. Ces diverses productions végétales ou vibrioniennes sont surtout abondantes le jour de l'arrivée des malades, avant qu'ils n'aient été lavés » (Cornil). Il s'agit là, en effet, Messieurs, très probablement de microbes ne présentant rien de spécifique, de microbes de saleté, de fumier. On y trouve en outre des cellules du corps muqueux de Malpighi plus ou moins altérées. Vous avez pu vous-mêmes étudier fréquemment dans notre service ces particularités histologiques du liquide

---

(1) Voir H. Leloir : *Sur deux caractères cliniques d'une grande utilité au point de vue du diagnostic entre le chancre infectant et l'herpès dans les cas difficiles.* (*Journal des connaissances médicales*, 2 avril 1885).

Il faut, comme je vous l'ai montré récemment, se défier des petits chancres, à minime induration, reposant sur un tissu œdématié. Cet œdème simple peut en effet rendre le chancre en apparence plus humide quand on l'exprime, l'érosion chancreuse constituant une porte de sortie au liquide de l'œdème. (Cas d'un malade à chancre nain et œdème simple traumatique de la verge).

qui s'écoule à la surface du chancre. Un bon moyen de faire cette étude histologique est, comme vous le savez, de prendre une lamelle couvre-objet, de l'appliquer légèrement sur la surface de l'érosion chancreuse, en un mot, d'étaler sur sa surface, par un moyen quelconque, une mince couche de ce liquide, de le fixer sur cette lamelle en le séchant par agitation dans l'air et de colorer ensuite en plaçant la lamelle dans des liquides colorants divers. (Tout récemment, Lustgarten, *loc. cit.*, signale dans la sécrétion du chancre infectant un bacille qu'il considère comme caractéristique de la syphilis. Voir pour plus de détails l'article Syphilis du récent et excellent livre de Cornil et Babès : les *Bactéries*).

2° *Le syphilôme primaire* (*Induration*). Abordons maintenant l'étude clinique du syphilôme primaire, de l'induration chancreuse. L'importance diagnostique de l'induration chancreuse a été indiquée par Torella, Ambroise Paré, Jean-Louis Petit, Hunter, Rayer, et surtout accentuée par Ricord dans ses lettres sur la syphilis, lorsqu'il distingue les chancres en chancres qui s'indurent et chancres qui ne s'indurent pas. Cependant, c'est à Bassereau, en 1852, que l'on doit la distinction entre les deux chancres : le chancre syphilitique et le chancre simple. Je vous le rappelle encore une fois, il ne faut pas confondre chancre mou avec chancre simple (chancrelle de Diday); chancre syphilitique avec chancre induré.

a) *Fréquence*. Quoi qu'il en soit, l'induration est presque constante dans le chancre syphilitique. Dans 325 cas, Bassereau l'a rencontrée 301 fois. Et encore pouvait-elle avoir existé pendant un certain moment. D'ailleurs, si elle peut échapper aux cliniciens dans des cas exceptionnels, elle se rencontre toujours au point de vue histologique. C'est ainsi que vous voyez sur ces préparations le syphilôme siéger dans la couche papillaire du derme, bien que le chancre dont proviennent ces préparations ne présentât aucune trace d'induration clinique (1). En tous cas, au point de vue clinique, cette induration qui soustend l'érosion présente une grande importance diagnostique. Cette induration, comme l'a dit Hunter, est quelque chose de spécial par sa consistance, sa configuration, sa circonscription.

b) *Siège de l'induration. Moyen de la sentir.* Elle est sous le chancre, ne la dépasse pas, contrairement à l'induration inflammatoire. C'est l'assise du chancre (Fournier). En un mot, c'est un syphilome cru et dur comme une gomme crue. Messieurs, pour sentir l'induration, il faut, comme l'a dit Fournier, procéder de la façon suivante : a) Isoler le chancre des parties profondes en l'enlevant en l'air ; b) l'isoler des parties périphériques. Pour arriver à ce résultat, il faut saisir le chancre par les deux extrémités de son diamètre et non pas à distance, comme je l'ai vu faire par quelques-uns d'entre vous. Ceci fait, un petit mouvement d'opposition entre le pouce et l'index, et vous sentez l'induration.

c) *Variétés de l'induration.* Suivant que le syphilome siège superficiellement ou profondément, suivant qu'il envahit seulement la couche papillaire, ou les régions supérieures du derme, ou tout le derme, ou même tout le derme avec une partie de l'hypoderme, l'induration sera lamelleuse ou superficielle, noueuse ou profonde. L'induration lamelleuse a été divisée par Ricord en induration foliacée, papyracée, parcheminée. Il est à noter que très souvent ces chancres à indurations

---

(1) C'était un chancre de la petite lèvre (bord libre), grand comme un centime ; érosif, rouge. Malgré un examen minutieux, je n'y pouvais percevoir la moindre induration. L'examen histologique me montra les lésions du syphilome dans la couche papillaire du derme seulement. Ce chancre fut suivi d'accidents secondaires.

superficielles sont érosifs, et présentent une durée courte. Dans d'autres cas, l'induration simule un disque de carton plus ou moins épais, enchâssé dans l'épaisseur de la peau, un bouton d'os, un haricot et même une noisette. C'est l'induration noueuse. En voici de beaux exemples chez ces malades.

L'induration fait parfois presque complètement défaut au centre du chancre; je dis presque, car l'histologie nous montre qu'elle ne fait jamais complètement défaut : c'est l'induration annulaire de Wallace. Il est impossible de déterminer d'une façon précise les conditions qui font varier l'intensité de l'induration. La structure spéciale de la région paraît cependant jouer un rôle. Ainsi, les régions où l'épiderme est mince, où les vaisseaux sanguins ou lymphatiques constituent un riche lacis, les régions où existent de grosses glandes, comme le gland et le prépuce, paraissent prédisposées aux grosses indurations (1). Dire que l'induration varie avec la plus ou moins grande pénétration ou diffusion du virus n'est qu'émettre une hypothèse sans valeur.

L'induration chancreuse ne fait pas plus souvent défaut sur les muqueuses que sur la peau. Et je suis étonné de voir un dermatologiste de la valeur du professeur Neisser dire, dans son article Syphilis de l'*Encyclopédie* de Ziemssen, que l'on ne voit presque jamais de chancre dur sur les muqueuses; que sur les muqueuses le chancre infectant se montre sous forme d'ulcération ou d'érosion, sans tendance à l'induration, sans néoplasme spécifique apparent, contrairement à ce qui se passe pour la peau. Tout ce que l'on peut dire, selon moi, c'est que les chancres à grosses indurations, à indurations noueuses, paraissent plus rares sur les mu-

---

(1) Voir Finger: *Contribution à l'étude anatomique des organes génitaux de l'homme, dans ses rapports avec la sclérose initiale.* (*Collège médical de Vienne,* 9 février 1885, et *Vierteljahresschrift für Dermatologie und Syphilis,* 1885. Fasc. 1.)

queuses que sur la peau et les muqueuses voisines de la peau.

Certains auteurs avaient prétendu que l'induration manque chez la *femme*. Il n'en est rien, comme vous l'avez pu constater souvent chez nos malades. Langlebert et Diday avaient supposé que l'intensité de l'induration varie avec la nature du virus inoculé, que les indurations fortes sont consécutives aux inoculations au moyen du virus du chancre, que les indurations faibles sont consécutives aux inoculations au moyen du virus des papules érosives, etc. Cette opinion est loin d'être démontrée.

3° *Troubles fonctionnels*. Le chancre infectant ne s'accompagne guère de troubles fonctionnels. Vous le constatez tous les jours, le chancre infectant est indolent. Cette indolence est regrettable, car c'est une des raisons qui font que l'accident initial de la syphilis passe si souvent inaperçu. Le chancre infectant est aphlegmasique, il n'éveille pas de réaction inflammatoire dans son voisinage.

En général, le chancre infectant ne présente pas d'autres troubles fonctionnels que ceux qui peuvent résulter de son siège sur quelques points spéciaux : paupières, langue, lèvres, anus, etc. Le syphilome primaire ne devient douloureux et enflammé que lorsqu'il est irrité par une cause quelconque : cautérisations intempestives, urines, matières fécales, saletés, coït, marches, fatigues, excès, alcoolisme, grossesse, mauvais état de la santé générale, etc.

HUITIÈME LEÇON

SOMMAIRE. — *Formes variables du chancre syphilitique (Variétés)*. — 1° Variétés d'origine épithéliale. — Deux types principaux, suivant que le chancre siège sur un tégument kératinisé ou non ; suivant qu'il existe une couche cornée vraie à la surface des altérations épithéliales du chancre, ou non. — Pour bien comprendre ces variétés il nous faut partir du chancre de la peau. Chancre cutané. — *A. Chancre pustuleux ou ecthymateux.* — Son aspect clinique — Son anatomie pathologique. Processus de *vésico-pustulation;* formation d'un reticulum épidermique par altération cavitaire. — *a.* Comparaison clinique et anatomique du chancre diphthéroïde des muqueuses avec le chancre pustuleux. — Le chancre diphthéroïde des muqueuses = le chancre pustuleux de la peau. Le chancre diphthéroïde des muqueuses moins sa fausse membrane = le chancre ecthymateux de la peau dépouillé de sa croûte = dans les deux cas l'érosion chancreuse rouge.

B. Chancre papulo-desquamatif. — Son aspect clinique — son anatomie pathologique. — Les lésions épithéliales de ce chancre sont des lésions de *desquamation* et non de vésico-pustulation. *b.* Comparaison du chancre papulo-desquamatif sec de la peau ; avec certaines variétés de chancres érosifs rouges des muqueuses. — Le chancre papuleux sec ou desquamatif de la peau = le chancre rouge primitif ou desquamatif des muqueuses — Dans certaines circonstances, le chancre de la peau peut prendre l'aspect du chancre des muqueuses, et réciproquement. Exemple: Raisons anatomo-pathologiques. — Les propositions précédentes ne sont pas applicables seulement au chancre ; mais aux diverses variétés de syphilides et à toutes les lésions élémentaires de la peau, spécifiques ou non.

2° Variétés d'origine néoplasique. *A*. Grosses indurations. *B*. Le syphilôme primaire peut devenir non résolutif ; le chancre peut devenir ulcéreux. *a.* Ulcération par nécrose partielle du syphilôme — aspect clinique — anatomie pathologique. — *b.* Ulcération par nécrose totale du syphilôme primaire. — *c.* Ulcération par nécrose totale du syphilôme primaire avec nécrose partielle des tissus ambiants. — Donc, dans certains cas, le syphilôme primaire peut ne pas être résolutif. Importance du fait au point de vue de la pathologie générale de la syphilis.

Evolution du chancre. — Durée. — Cicatrisation. — 1° Durée du chancre. — Durée générale. — Distinction. — *A*. Durée de l'érosion chancreuse. — Variétés de durée. *B*. Durée de l'induration. — Variétés. 2° De la cicatrisation du chancre. — De la cicatrice. Fréquence de la cicatrice? Opinions contradictoires des auteurs à cet égard. Nécessité de recherches nouvelles. — Distinction à établir. — Causes d'erreur à éviter. On peut résumer de la façon suivante la question de la cicatrice du chancre : — *a*. La cicatrice peut manquer. *b*. La cicatrice peut être minuscule, superficielle. — Variétés. *c*. La cicatrice peut être accentuée. — Variétés. — *d*. La cicatrice peut être saillante, kéloïdienne. — Variétés. — Anatomie pathologique. — Processus de réinduration ou de congestion au niveau de la cicatrice. — Cas cliniques curieux de poussées successives de congestion au niveau de la cicatrice.

FORMES VARIABLES DU CHANCRE (VARIÉTÉS).

Telle est, Messieurs, la description générale du chancre. Il nous faut maintenant, cette étude du chancre typique terminée, étudier rapidement les formes du chancre, ses variétés. Ces variétés peuvent, à mon avis, se diviser en deux grands groupes principaux, suivant que la forme dépend de l'érosion, des altérations épidermiques de la surface du chancre, ou suivant que la forme dépend de modifications dans l'aspect et l'évolution du syphilôme primaire.

Donc nous aurons à étudier : 1° les variétés d'origine épithéliale et 2° les variétés d'origine néoplasique.

1° *Variétés d'origine épithéliale.* — Ces variétés dépendent du siège, de la situation des lésions épidermiques dans un épiderme kératinisé (tégument externe) ou dans un épiderme non kératinisé (tégument interne, muqueux.)

Par conséquent, il y a deux types de chancres

au point de vue épithélial, le chancre des muqueuses vraies, le chancre de la peau vraie. Il faut noter, comme nous le verrons, que lorsque la muqueuse perd ses caractères de muqueuse, n'est plus vraie, se kératinise, et, par conséquent, se rapproche de la peau, le chancre d'une muqueuse ainsi kératinisée peut présenter l'aspect d'un chancre cutané. Et réciproquement, lorsque la peau perd ses caractères de kératinisation, et se rapproche ainsi d'une muqueuse, le chancre cutané présente l'aspect d'un chancre des muqueuses.

Ces différences d'aspect proviennent en somme, ainsi que je vous l'ai déjà indiqué en partie à propos de l'histologie pathologique, de l'existence ou de l'absence, à la surface du chancre, *de cette pellicule d'une importance majeure dans les processus de vésico-pustulation, etc., je veux parler de la couche cornée.*

Il nous faut dans cette étude, pour bien comprendre l'évolution de la lésion épidermique, commencer par le chancre de la peau. Le chancre cutané peut présenter les deux types suivants : chancre pustuleux, chancre papuleux.

A) Le *chancre pustuleux* se présente sous forme d'une pustule plus ou moins grande, plutôt plate que saillante, de dimension variable, mais ne dépassant guère le diamètre d'une pièce de 50 centimes. Au début c'est une véritable pustule plate, comme vous l'avez pu constater sur notre malade de Saint-Damiens, atteinte de chancres du sein (nº 30 du *Recueil d'observations*) et comme vous pouvez le constater sur ce moulage de chancres multiples du sein, provenant d'une malade que j'ai observée en 1883, à Saint-Louis, dans le service du professeur Fournier. Mais la durée de cette pustule est en général éphémère, et rapidement, cette sorte de pustule d'ecthyma se transforme en une croûte brunâtre plus ou moins épaisse et plus ou moins foncée qui, lorsqu'on la détache, laisse apparaître sous elle l'érosion chancreuse. Vous en avez vu quelques beaux exemples dans notre salle des hommes. Il s'agissait de chancres croûteux du fourreau de la verge, du scrotum, etc.

L'anatomie pathologique de cette pustule dont je vous présente des préparations et des dessins, est celle des vésico-pustules en général, de la pustule d'ecthyma simple ou de variole par exemple.

Que se passe-t-il ? Ainsi que je l'ai montré dans mes travaux, 1878 et 1880 (1), une partie des cellules épidermiques (cellules des couches superficielles) subit la *transformation cavitaire.* Une partie de l'épiderme se trouve ainsi transformée en un réticulum dont chaque maille correspond à une cellule ayant subi l'altération cavitaire. Mais bientôt les liquides et le pus venus du derme pénètrent ce réticulum, le dissocient, les cellules cavitaires s'ouvrent les unes dans les autres, constituant ainsi des cavités secondaires et tertiaires qui se remplissent de liquides fibrino-purulents. La pustule du chancre ecthymateux est constituée.

Si cet épiderme ainsi altéré se dessèche sur place, on aura le chancre croûteux.

Si cette croûte est enlevée, on aura l'érosion chancreuse rouge de la peau.

Opposons de suite à ce chancre cutané que nous venons de décrire le chancre des muqueuses dont l'étude clinique nous a servi de type dans la description du chancre en général. Sur la muqueuse proprement dite, il n'y a pas d'épiderme corné vrai. Cependant le processus de vésico-pustulation, les lésions de l'altération cavitaire se produisent également et identiquement à la description précédente dans les couches plus ou moins superficielles de cet épiderme muqueux. Mais,

---

(1) H. Leloir. — *Altération spéciale des cellules épidermiques* (*Société de biologie*). — *Archives de physiologie*, 1878. *Formation des pustules et fausses membranes sur la peau et les muqueuses.* — *Institut* 1879. — *Archives de physiologie* 1880.

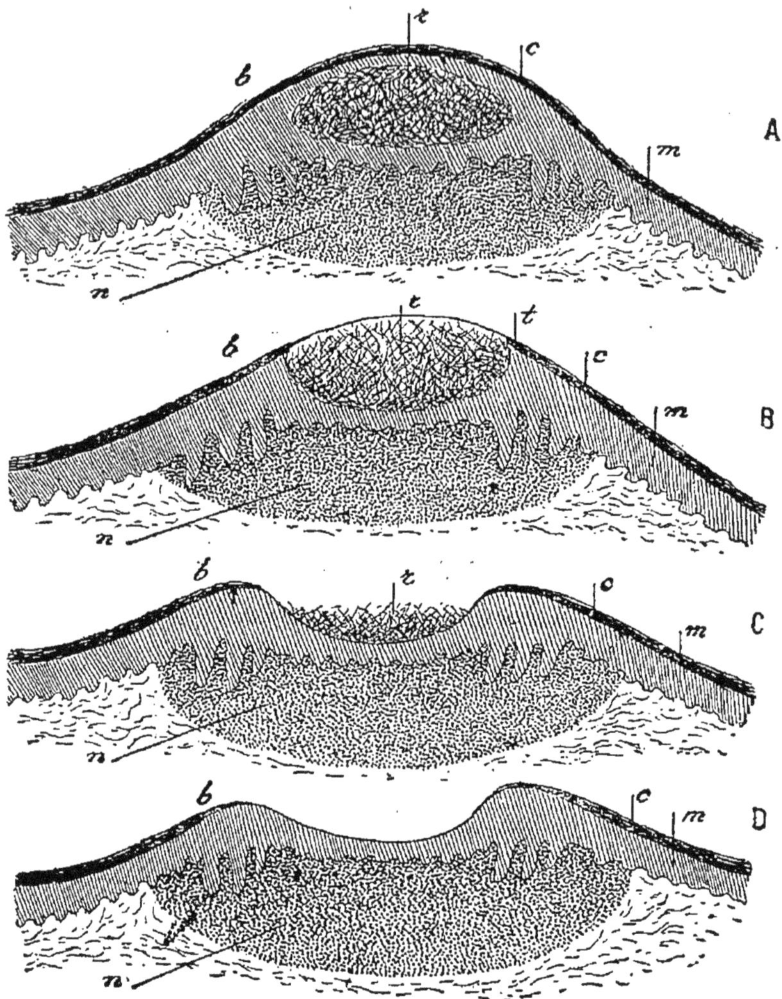

Fig. 7. — A. *Chancre pustuleux.* c. Couche cornée. — *m*. Corps muqueux de Malpighi ayant subi en *r* l'altération cavitaire et ainsi transformé en un réticulum imbibé de pus et de liquides venus du derme qui soulèvent la couche cornée. — *b*. Bords du chancre. — *n*. Induration chancreuse. Syphilôme.

Fig. 8. — B. *Chancre pustuleux* dont la cuticule épidermique commence à s'enlever et mettra ainsi à nu le foyer de la pustule, le reticulum *r*. — c. Couche cornée. — *r* réticulum. — *m*. Corps de Malpighi. — *n*. syphilôme.

Fig. 9. — C. *Chancre gris ou diphthéroïde. m*. Corps de Malpighi. — c. Couche cornée disparue en *r* où le réticulum épidermique affaissé se montre à nu, constituant la fausse membrane du chancre gris. — *b*. Bords de l'érosion chancreuse. — *n*. Syphilôme.

Fig. 10. — D. *Chancre rouge,* provenant de la chute complète de la fausse membrane.

fait majeur, l'épiderme corné manquant à la surface de cet épithélium altéré, les liquides et le pus venus du derme ne peuvent soulever la cuticule formée par cet épiderme corné. Il en résulte que le réticulum épithélial au lieu d'être entraîné en haut par cet épiderme corné, s'affaisse et se laisse imbiber par les liquides fibrino-purulents venus du derme. C'est ainsi que le chancre, au lieu de se présenter sous forme d'une pustule, se présentera sous forme d'une érosion recouverte d'une fausse membrane. Ici, la fausse membrane n'est donc autre chose qu'une pustule dont le réticulum épithélial s'est affaissé par suite de l'absence de couche cornée.

Donc, chancre diphthéroïde des muqueuses = chancre pustuleux de la peau.

Enlevez cette couche diphthéroïde, cette fausse membrane, le chancre gris ou diphthéroïde de la muqueuse vous apparaîtra rouge.

Donc, chancre diphthéroïde des muqueuses — fausse membrane = chancre croûteux de la peau dont la croûte a été détachée = dans les deux cas, érosion chancreuse rouge. Les figures demi-schématiques précédentes vous donnent une bonne idée de l'évolution du processus.

B) *Chancre papulo-desquamatif.* — Dans d'autres cas, le chancre cutané se présente sous forme d'une papule sèche. C'est une papule lenticulaire plus ou moins grande dont la surface, surtout au centre, est recouverte d'une squame. Tels étaient les chancres d'inoculation de Belhomme, de Gibert, tels étaient les chancres sous forme de papules sèches de Dubuc et de Lancereaux. Vous en avez vu plusieurs beaux exemples dernièrement dans le service. Si l'on examine histologiquement un de ces chancres papuleux et squameux, on constate que les lésions épidermiques diffèrent notablement de celles que nous venons de décrire.

Nous sommes ici en présence des lésions de l'épiderme aboutissant à la desquamation et non à la vésico-pustulation. C'est-à-dire que, au centre de la lésion élémentaire, là où se produira la squame, on constate : qu'un certain nombre de cellules du corps de Malpighi présentent l'altération décrite par Cornil et Ranvier, sous le nom d'atrophie du noyau par dilatation du nucléole; altération importante dans les processus de desquamation et différant totalement par son siège anatomique et son évolution, de l'altération cavitaire qui préside aux processus de vésico-pustulation. La couche granuleuse peut faire complètement défaut. Dans d'autres cas, elle s'atrophie plus ou moins complètement et ses cellules sont bien moins chargées d'éléïdine, comme l'a remarqué justement le Dr Suchard dans d'autres affections squameuses.

La couche cornée de l'épiderme est souvent tombée. Lorsqu'elle ne l'est pas, on constate qu'un grand nombre de ses cellules ont conservé leur vitalité, c'est-à-dire qu'elles présentent un noyau et un protoplasme se colorant nettement par le carmin. J'ai signalé, avec le Dr Vidal, il y a quelques années, cette lésion de la couche cornée dans différents processus squameux (1). Nous la retrouvons à la surface de certains chancres. Il existe en outre dans le corps de Malpighi une certaine quantité de cellules migratrices, mais en bien moins grande abondance que dans le corps de Malpighi des chancres pustuleux.

En somme, dans ce chancre sous forme de papule sèche, il n'y a pas de processus de vésico-pustulation, pas de réticulum épidermique, partant pas de fausse membrane.

Ce chancre correspond donc à certains chancres des

---

(1) H. Leloir et E. Vidal.—*Recherches sur l'anatomie pathologique du Psoriasis, du Lichen*, etc., in *comptes rendus de la Société de biologie* 1881-83.

muqueuses qui, de suite (j'oserais presque dire primitivement) présentent l'aspect rouge, une fois tombée la mince pellicule épidermique correspondant à la squame.

A la surface de cette variété de chancre desquamatif des muqueuses, il n'y a jamais eu de fausse membrane grisâtre, jamais de réticulum épidermique. En un mot, comme vous le voyez, sur ces préparations et ces dessins, le chancre papuleux sec de la peau correspond à certains chancres érosifs des muqueuses, chancres dits épithéliaux (chancres maculeux de Besnier et Doyon), où la rougeur provient de la chute de la cuticule épidermique superficielle, sans formation de fausses membranes. Donc, chancre papuleux sec ou desquamatif de la peau = chancre rouge primitif ou desquamatif des muqueuses.

Il résulte de tout ce qui précède, que lorsque la peau perd sa couche cornée, se rapproche d'une muqueuse par suite de sa macération constante par la sueur, etc., comme cela s'observe sous les seins, dans les aisselles, dans les plis génitaux cruraux, etc..., surtout chez les personnes grasses, le chancre de la peau pourra singer le chancre des muqueuses. Et réciproquement, lorsqu'une muqueuse se rapproche de la peau par sa tendance à la kératinisation, lorsqu'elle n'est pas continuellement humectée par des liquides quelconques, le chancre de cette muqueuse pourra simuler le chancre de la peau et prendre l'aspect ecthymateux ou papulo-squameux. Vous en avez vu quelques exemples cette année.

Certains chancres nous fournissent en partie double la démonstration frappante de ce que nous venons de dire. C'est ainsi que des chancres des lèvres étendus à la fois à la portion muqueuse et à la portion cutanée de cette région sont d'un côté, du côté de la peau, ecthymateux ou papulo-squameux, et d'un autre côté, du côté muqueux, diphthéroïdes ou rouge suintant.

Les propositions précédentes ne sont pas spéciales au

chancre, mais s'appliquent également aux autres syphilides, et d'ailleurs même à toutes les lésions élémentaires de la peau et des muqueuses, non spécifiques (pustules de variole, vésicules d'herpès, etc.) comme je l'ai montré dans mes travaux de 1878-1880.

2° *Variétés d'origine néoplasique.*—*A.* L'induration, au lieu d'être moyenne ou grande, peut être considérable. Ainsi Mauriac parle d'un chancre dont l'induration, grosse comme une pomme d'api, entraînait la lèvre inférieure. J'ai vu dans le service de Fournier, en 1882, un chancre papulo-hypertrophique de la face, du volume d'une noix, saillant, énorme et dont je vous reparlerai à propos du diagnostic. Car, messieurs, ces

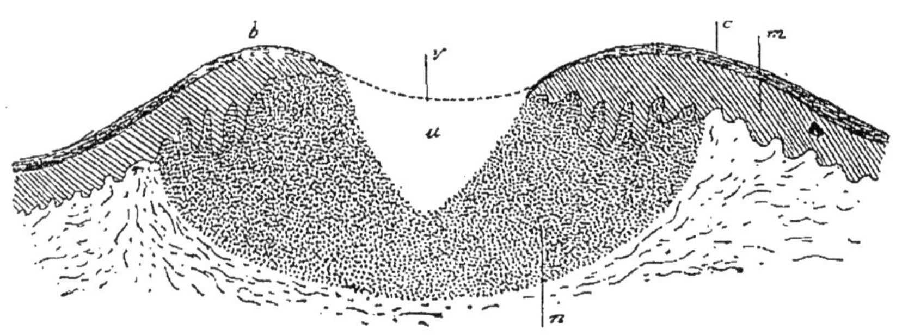

Fig. 11. — E. *Chancre ulcéreux par nécrose partielle du syphilôme.* — c. Couche cornée. — *m.* Corps de Malpighi. — *b.* Bord du chancre. — *n.* Néoplasme, syphilôme qui, nécrosé partiellement dans ses régions centrales, produit ainsi l'ulcération *u.*

grosses indurations ont été prises parfois pour des tumeurs malignes, des cancers, etc.

B. Dans certains cas, par suite de la nécrose plus ou moins étendue du syphilôme, le chancre devient ulcéreux. Ici nous devons distinguer plusieurs cas.

a). *Ulcération par nécrose partielle du syphilôme.* — Ou bien, il n'y a nécrose moléculaire que d'une partie du néoplasme. Dans ce cas, il se produira au centre du chancre une ulcération plus ou moins profonde creusée en évidoir ou en entonnoir comme vous le pouvez constater sur ces malades. L'examen histologique montre presque toujours alors les vaisseaux qui passent dans le syphilôme primaire (veines et artérioles) obstrués par des cellules endothéliales tuméfiées, des cellules lymphatiques, et de la fibrine englobant ces cellules endothéliales et lymphatiques.

Ces lésions de thrombose qui ont été bien étudiées par Cornil nous expliquent comment, par suite de l'arrêt plus ou moins complet de la circulation sanguine dans les vaisseaux ainsi obstrués, les éléments cellulaires de la région alimentée par ces vaisseaux souffrent dans leur nutrition (Cornil), et c'est ainsi que les éléments cellulaires des parties du syphilôme où se produisent ces troubles de la circulation, deviennent granulo-graisseux et meurent. C'est ainsi que se nécrosent les régions centrales du syphilôme et que se produit la perte de substance plus ou moins profonde du chancre ulcéreux.

Ce sont surtout les grosses indurations qui se nécrosent et présentent ces lésions vasculaires. Mon maître, le professsur Cornil, a constaté dans des gommes cutanées, des lésions vasculaires absolument analogues aux lésions d'oblitération que nous venons de décrire d'après lui, dans le chancre. Donc, ici encore, nous constatons l'identité morphologique des syphilômes des différentes périodes, identité sur laquelle j'ai déjà tant insisté.

b). Ulcération par nécrose totale du syphilôme primaire. — Cette ressemblance du syphilôme primaire avec les gommes s'accentue encore dans certains cas. On voit parfois que le syphilôme primaire se nécrose en masse et s'élimine comme un véritable bourbillon gommeux, laissant après son élimination une véritable caverne gommeuse. C'est l'ulcération par ramollissement ou nécrose totale du néoplasme. Ce phénomène, rare d'ailleurs, se rencontre dans les grosses scléroses noueuses, il a été étudié par Clerc sous le nom de ramollissement aigu de l'induration. Vous en avez vu quelques beaux exemples dans mes salles.

c). Ulcération par nécrose totale du syphilôme primaire avec nécrose partielle des tissus ambiants. — Enfin, comme vous pouvez le constater sur ces malades, la nécrobiose peut ne pas frapper seulement le syphilôme primaire, mais atteindre aussi les tissus ambiants. C'est le ramollissement total du néoplasme avec nécrobiose des tissus ambiants. Ici, nous touchons presque au phagédénisme. Cette variété du chancre ulcéreux est au chancre cru ou non ulcéreux, ce que la gomme ramollie, avec légère nécrose des tissus ambiants, est à la gomme crue (1).

En résumé, Messieurs, vous voyez que le syphilôme primaire peut, comme les autres syphylômes, être non résolutif. Vous voyez qu'une partie ou la totalité du syphilôme peut se nécroser et s'éliminer comme dans les gommes, et ces faits, bien que assez rares, n'en sont pas moins d'une importance majeure au point de vue de la pathologie générale de la syphilis.

Donc, lorsque le syphilôme primaire est ulcéreux, il peut être ulcéreux : a) par nécrose partielle du néoplasme ; *b*) par nécrose totale du néoplasme ; *c*) et même par nécrose totale du néoplasme avec nécrose légère des tissus ambiants.

Evolution du chancre-cicatrisation. — Messieurs, la durée du chancre est variable, et dans cette durée, il faut distinguer la durée de l'érosion et la durée de l'in-

(1) Il s'agit, dans ces deux cas, de nécroses des tissus voisins du syphilôme, de nécroses non spécifiques primitivement et à distance, secondaires à des lésions vasculaires spécifiques. Je vous en ai parlé dans ma deuxième leçon.]

duration (du syphilôme proprement dit). D'une façon générale la durée de l'induration est beaucoup plus longue que celle de l'érosion.

D'ailleurs, il est difficile de déterminer d'une façon précise la durée moyenne du chancre. Elle est de un à deux et trois mois en moyenne.

Dans certains cas, la durée de l'érosion chancreuse est des plus courtes. Ce sont, surtout, les petits chancres qui ont une aussi courte vie. Fournier parle d'un chancre qui, du début à la fin dura seulement 14 jours. Vous avez vu dans le service un chancre nain également qui dura 18 jours. Les chancres utérins disparaissent très vite. Contrairement aux petits chancres à petites indurations, qui ont une durée courte, les grands chancres à grosses indurations durent longtemps. Vous avez vu dans le service les érosions ou les ulcérations de ces chancres durer 9 semaines et plus. D'ailleurs, les irritations, la mauvaise hygiène viennent prolonger la durée de l'érosion ou de l'ulcération. Les chancres de la grossesse durent longtemps comme l'a signalé, le premier, A. Guérin. Fournier et Porak ont publié dans la thèse de Cernatesco (1875) l'observation d'un chancre survenu pendant le cours d'une grossesse, qui dura 8 mois.

D'autre part, il est certain que les soins locaux et le traitement mercuriel à l'intérieur hâtent la guérison, la cicatrisation du chancre. Quoi qu'il en soit, voici ce qui se passe lorsque le chancre tend à la réparation. On voit l'aspect de l'érosion se modifier. Le fond du chancre se déterge de sa fausse membrane si c'est un chancre gris ; si c'est un chancre rouge, la teinte rouge sombre devient plus rose. Dans les deux cas, l'érosion ou l'ulcération chancreuse prend l'aspect de bon aloi d'une plaie qui se répare ; elle devient plus rose, elle bourgeonne légèrement, la suppuration devient plus franche et, peu à peu, l'érosion ou l'ulcération finit par se cicatriser au bout d'un temps plus ou moins long.

Peu de temps après le changement d'aspect de l'érosion, parfois peu de jours après, parfois plus tard, on constate que l'induration diminue ; mais cette diminution de l'induration se fait bien plus lentement que la cicatrisation de l'érosion ou de l'ulcération. L'érosion est depuis longtemps cicatrisée, que l'induration, le syphilôme persistent encore. Peu à peu le syphilôme, l'induration diminuent, ils fondent graduellement et finissent par disparaître ; mais il n'est pas rare de voir l'induration persister des semaines, des mois et même des années après la cicatrisation complète du chancre. Vous en avez vu plusieurs cas cette année dans mon service.

Bien plus, certains auteurs ont signalé la persistance de l'induration 9 ans après la cicatrisation (Puche), 14 ans après (Verneuil) et même 30 ans après (Ricord). Cependant, je me demande si, dans ces cas de longue durée de l'induration, il s'agit d'un véritable syphilôme. Je pense plutôt qu'il s'agit dans ces faits de scléroses, de productions de tissus cicatriciels à tendance plus ou moins kéloïdienne, consécutives à la résorption interstitielle ou non du syphilôme primaire spécifique.

Avant de vous parler de la cicatrice du chancre infectant, je dois vous signaler une transformation possible *in situ* du premier syphilôme. Parfois, en général du 15e au 50e jour, on voit le chancre se transformer *in situ* en plaque muqueuse. Cette transformation est plus fréquente et plus hâtive chez la femme que chez l'homme. Elle a été signalée en 1845 par Davasse et Deville, et étudiée ensuite par Ricord, Clerc, Langlebert, etc. Cette transformation a constitué un des principaux arguments sur lesquels s'appuyait Ricord lorsqu'il niait le caractère virulent et contagieux des accidents secondaires.

Voici donc le chancre cicatrisé et même le syphilôme complètement disparu. Le chancre infectant laissera-t-il à sa suite une *cicatrice* ? Ici, les opinions des auteurs sont on ne peut plus contradictoires. Pour les uns,

Rollet, Fournier, la cicatrice est exceptionnelle. Elle manquerait 49 fois sur 50 (Fournier). Pour d'autres auteurs au contraire, Horand de Lyon, Diday et Doyon (Notes à leur traduction de la syphilis bactérienne du professeur Neisser, *in annales de dermatologie* 1884), Montaz, etc., la trace du chancre serait perceptible pendant toute la vie. Et cette persistance d'un vestige tout particulier serait pour le chancre infectant un des bons signes différentiels d'avec le chancre qui n'infecte pas, d'avec la chancrelle de Diday. Nous voici donc bien loin de l'opinion de Fournier. D'ailleurs Baumès, Ricord, Langlebert, Clerc, Jullien, etc., considèrent la cicatrice du chancre infectant comme relativement assez fréquente. Dans son excellent traité de la syphilis, Lancereaux dit que le chancre infectant est suivi d'une cicatrice durable dans les deux tiers des cas.

Il nous est difficile de nous prononcer en présence d'opinions aussi absolues et aussi contradictoires émises par des syphiligraphes de la valeur de Rollet et Fournier d'une part, et de Horand, Lancereaux, Diday et Doyon d'autre part. Des recherches nouvelles fondées sur un grand nombre de faits nous paraissent nécessaires. Je les poursuis en ce moment en cherchant avec le plus grand soin chez tous les syphilitiques hommes qui passent dans mon service l'existence ou l'absence de la cicatrice. Voici une statistique des malades ayant été atteints de chancres infectants des organes génitaux observés dans mes salles des hommes pendant ce semestre. Cette statistique repose sur un trop petit nombre de faits pour qu'il nous soit permis d'en tirer la moindre conclusion. Je vous la donne cependant pour vous montrer que le chancre infectant laisse, en somme, assez souvent à sa suite, des cicatrices. Sur 50 cas, nous voyons 24 fois se produire une cicatrice, ce qui fait une cicatrice pour deux chancres. Dans ces 24 cas, la cicatrice persistait 2 fois après 15 ans ; 1 fois après 6 ans ; 1 fois après 4 ans ; 1 fois après 4 ans et demi ;

1 fois après 2 ans et demi ; 4 fois après 2 ans ; 2 fois après 1 an et demi ; 1 fois après 1 an. Dans les autres cas elle était plus récente. Donc sur un total de 50 syphilitiques anciens de notre salle des vénériens, 13 fois le chancre infectant a été suivi de cicatrice persistante au bout d'un espace de temps variant de 1 à 15 ans. Ce qui nous donne en tout 13 cicatrices durables, permanentes et nettes sur 50 cas ; quant aux 11 autres, les cicatrices sont encore trop récentes pour que nous soyons en droit de les considérer comme permanentes. Néanmoins, vu l'étendue de quelques-unes d'entre elles, je suis persuadé que plusieurs de celles-ci seront permanentes.

En effet, dans cette étude des cicatrices, il faut distinguer entre cicatrices existant encore quelques mois ou quelques années après la disparition du chancre, ou passagères, et cicatrices permanentes durant toute la vie. Il ne faut pas oublier que les chancres cutanés sont plus souvent suivis de cicatrices que les chancres des muqueuses. Il ne faut pas oublier non plus que la manie des cautérisations peut déterminer des cicatrices qui, en elles-mêmes, ne peuvent donc être considérées comme des cicatrices de chancres infectants. Enfin, je n'en finirais pas si je voulais vous signaler les causes multiples d'erreurs, la difficulté qu'il y a à se faire une opinion dans une question aussi importante. Quoi qu'il en soit, je pense que la question de la cicatrice du chancre peut actuellement tout au moins se résumer dans les proportions suivantes : La cicatrice peut être nulle ; le fait s'observe surtout dans les chancres érosifs, très superficiels, à indurations minimes et en particulier dans le chancre des muqueuses. La cicatrice peut être minuscule ; elle peut ne pas être plus grande qu'une petite tête d'épingle. Parfois, elle est plus grande; mais dans ces deux cas, elle est toujours tellement superficielle, qu'il faut, ainsi que je vous l'ai montré, regarder la cicatrice à la lumière oblique pour la voir

Ceci est surtout nécessaire pour les cicatrices lisses, très superficielles, consécutives au chancre des muqueuses. Souvent la cicatrice consécutive au chancre cutané, bien qu'aussi superficielle, se voit plus facilement par suite d'une pigmentation, d'une teinte bronzée plus ou moins accentuée qui se fait à son niveau, teinte bronzée bien signalée par Ricord, Clerc, etc.

Dans des cas plus rares, le chancre infectant est suivi d'une cicatrice plus nette. Cicatrice qui, j'aurais dû vous le dire, affectera toujours la forme du chancre dont elle provient. Cette cicatrice peut être consécutive à un chancre véritablement ulcéreux. Mais parfois elle succède à un chancre nullement ulcéreux, simplement érosif. Dans ce dernier cas, elle est consécutive à l'atrophie interstitielle du derme, dans lequel s'est développé le syphilôme primaire ; elle se produit sans ulcération ; elle est comparable aux cicatrices que l'on observe parfois à la suite de la résorption d'une gomme ou d'un tubercule cutané non ulcéré.

Enfin, comme l'a signalé Jullien, la cicatrice du chancre peut être saillante, kéloïdienne. J'ai eu l'occasion de pratiquer l'examen histologique d'une cicatrice saillante consécutive à un chancre infectant de la face interne du prépuce. Vous voyez sur ces préparations que cette cicatrice est constituée par un tissu tout à fait comparable à celui de certaines kéloïdes de la peau dont voici d'autres préparations. Dans un autre cas (il s'agissait ici d'un chancre infectant du repli balano-préputial), le tissu scléreux de la cicatrice était assez riche en vaisseaux. Il y aurait, à mon avis, plusieurs variétés cliniques à établir dans ces cicatrices kéloïdiennes ou mieux saillantes (kéloïdiennes scléreuses, kéloïdiennes vasculaires).

Je devrais noter en terminant les poussées parfois successives de réinduration, de congestion se produisant au niveau de la cicatrice du chancre et dont vous avez pu voir quelques beaux exemples. J'y reviendrai plus ard. Je vous dirai seulement que parfois, sans cause ppréciable, il se produit de véritables poussées conestives du côté de ces cicatrices, surtout des cicatrices aillantes, poussées congestives très curieuses et que ai observées chez plusieurs malades (1).

(1) Dans 2 cas, j'ai vu une cicatrice minuscule, devenir en deux ours saillante comme un haricot. Il n'y avait pas là de néolasme vrai, mais une sorte de congestion localisée. Cette poussée ongestive était survenue sans cause appréciable. Dans ces cas, elle e reproduisit plusieurs fois en 3 ans (4 et 5 fois). Elle disparaisait sans traitement au bout de 8 jours, sans induration consécuve. Dans ces 2 faits, elle fut suivie quelques jours après son appaition de syphilides (papules dans un cas, tubercules dans un autre). - Cela indiquerait-il le réveil du virus?

NEUVIÈME LEÇON

SOMMAIRE : *Chapitre III. Du syphilôme primaire* (*Chancre syphilitique, Suite*). *Complications du chancre*. Les *complications du chancre* sont rares en somme. Moins fréquentes chez la femme que chez l'homme. — *Inflammation* : légère, compliquée de phimosis ; — lymphangitique, érysipélateuse, phlegmoneuse. — *Œdème* mou.— Œdème dur : Ses complications, son traitement. — *Gangrène*. — *Phagédénisme*. — Il est rare. — Il peut être cause d'erreurs de diagnostic. — Parallèle du phagédénisme du chancre simple avec celui du chance infectant. — Cicatrices consécutives. — *Catarrhe* érosif ou non des muqueuses. — *Eczéma*. — *Herpès*. — Ses variétés. — *Folliculites*. — *Troubles fonctionnels* dépendant du siège du chancre. — *Ulcérations post-cicatricielles*. Récidives du chancre. — *Chancre redux*. Le chancre redux (de la période dite primaire) peut être un syphilôme résolutif ou non. Il simule absolument le chancre. Description, importance. — *Indurations secondaires ou de voisinage*, par propagation ou à distance. Leur description. Elles peuvent être résolutives ou non. Elles peuvent simuler le chancre. Leur nature. Comparaison des chancres redux, des indurations secondaires, avec le *pseudo-chancre induré des sujets syphilitiques*. Ces différentes lésions (chancre redux, indurations secondaires, pseudo-chancre induré) seraient parfaitement réunies sous le titre : « *syphilômes chancriformes* ». — Avantage de cette dénomination. — *Considérations générales sur les syphilômes chancriformes* au point de vue de leur évolution, de leur aspect, de leur nature, etc., etc. Ils peuvent se montrer tôt ou tard, être non résolutifs ou résolutifs. L'apparition des syphilômes chancriformes des périodes tardives semble annoncer parfois un réveil de la diathèse. Exemples. Importance de la connaissance des syphilômes chancriformes au point de vue de la pathologie générale de la syphilis. — Du *chancre mixte*. Ses variétés.

COMPLICATIONS DU CHANCRE.

Messieurs,

D'une façon générale on peut dire que les complicaons du chancre infectant sont rares. Elles sont moins ·équentes chez la femme que chez l'homme (Fournier) t cela se conçoit au point de vue des organes génitaux ɔut au moins ; puisque la femme ne peut pas présenter ɔs complications du phimosis et du paraphimosis. Le hancre induré, surtout lorsqu'il est mal soigné, irrité ar des cautérisations intempestives, la matière fécale, urine, la saleté, etc., peut s'*enflammer*. L'inflammation eut être légère et s'annoncer seulement par une teinte n peu plus rouge, un peu plus vineuse du chancre, par ›gonflement, la tension des tissus et l'apparition d'une ouleur plus ou moins vive. Vous en avez pu voir der-ièrement plusieurs exemples dans notre salle des énériens et constater combien l'engorgement inflam-ıatoire qui entoure le chancre dans ces cas-là, diffère ar sa consistance pâteuse de l'induration de dureté artilagineuse que l'on perçoit en palpant le syphi-ɔme.

Cette inflammation peut être la cause d'un phimosis ıflammatoire. Ce phimosis est surtout accentué lors-ue le chancre siégeant au niveau de l'orifice prépu-al vient rétrécir encore davantage ce prépuce atteint e phimosis congénital. Qu'il soit simplement inflam-ıatoire ou chancreux, ce phimosis produit souvent des alanites et balano-postites. Dans les cas légers ce sera ne balano-postite érosive ou ulcéreuse. Dans des cas lus intenses, ainsi que vous l'avez vu chez un malade e notre salle des vénériens (n° 1 *Recueil d'observa-ions*, hommes) ce pourra être une balano-postite gan-reneuse avec pénitis pouvant même menacer la vie u malade. Parfois, surtout chez l'homme, l'inflamma-on peut devenir lymphangitique, érysipélateuse, phleg-ıoneuse et même ulcéro-gangreneuse, etc. Ces lésions nt été bien étudiées par Mauriac dans divers mémoires uxquels je vous renvoie.

Vous avez vu souvent, soit dans notre salle des véné-iens, soit dans notre salle des vénériennes, le chancre infectant des organes génitaux, être compliqué d'un œdème mou parfois très prononcé et pouvant donner à la verge les aspects les plus extraordinaires (pénis en battant de cloche, en vrille, etc.) Cet œdème mou n'est d'ailleurs pas spécial au chancre des organes génitaux, il existe aussi dans les chancres de l'œil par exemple et peut gêner considérablement la vision, comme j'en ai vu plusieurs beaux exemples, il y a quelques années, dans le service du professeur Fournier à Saint-Louis. Mais cet œdème, lorsqu'il persiste, finit par déterminer dans le tissu conjonctif sous-cutané des lésions histologiques aboutissant à l'œdème dur. Cet œdème dur siège surtout aux organes génitaux. Chez la femme il tuméfie les petites et les grandes lèvres, surtout ces dernières, et donne à la peau de ces régions un aspect rugueux analogue à celui de la peau d'une orange à gros grains, ou à certaines variétés de faux éléphantiasis des membres inférieurs dont il se rapproche d'ailleurs au point de vue anatomo-pathologique. Il en existe encore en ce moment plusieurs cas dans notre salle Saint-Côme. Je vous en présente un beau moulage dû au talent de M. Havrez (nº 118 du *Recueil d'observations*, femmes). Chez l'homme on voit plus rarement survenir cet *œdème* dur. Cependant vous avez pu l'observer assez souvent chez des malades dont le chancre se compliquait de paraphimosis; dans certains cas il constituait de magnifiques jabots sous-préputiaux (Mauriac), dont voici encore d'excellents moulages faits par M. Havrez. Ces œdèmes durs qui ont été bien étudiés en 1878 chez la femme par A. Martin, sont excessivement persistants. Pour se débarrasser de la gêne qui en résulte, les malades réclament souvent l'intervention chirurgicale. Leur traitement est des plus difficiles. Toutefois, dans quelques cas, les scarifications, surtout les scarifications au moyen du galvano-cautère de Besnier et la compression élastique m'ont donné de bons résultats. Cet œdème peut, par formation de brides ou anneaux cicatriciels, déterminer des phimosis ou paraphimosis persistants, ulcéreux ou non ulcéreux. Je vous en ai expliqué le mécanisme sur quelques malades de nos salles des hommes (1).

Le chancre infectant devient parfois *gangréneux*. Cette complication paraît surtout fréquente chez les alcooliques. Elle peut ne porter que sur le syphilôme, ou envahir quelquefois les tissus ambiants. L'eschare une fois éliminée, la solution de continuité se répare comme une plaie simple. Nous en avons eu un cas cette année dans notre salle des vénériens.

Le chancre infectant peut devenir *phagédénique*. Cette complication est plus rare que la gangrène. C'est une complication rare, comme l'a dit Ricord. Elle se rencontre surtout lorsque le chancre s'est développé chez un sujet dont la constitution est délabrée par l'âge, par l'alcoolisme, les excès, la grossesse, le diabète, etc. Comme l'a bien dit Basserau, ce n'est pas la graine mais le terrain qui fait le phagédénisme. Notons en passant que lorsque l'on se trouve en présence d'un chancre phagédénique, il faut toujours se méfier du chancre mixte (Rollet). Ce phagédénisme peut être serpigineux ou térébrant, il peut être pultacé, diphthéroïde, et il se complique parfois d'hémorrhagies graves. Ainsi que l'a bien fait remarquer Ricord, le phagédénisme peut occasionner parfois des erreurs de diagnostic, car il mange l'induration. Diday et Doyon (*Annales de dermatologie, annotations à la syphilis bactérienne de Neisser*, 1884) disent : « nous avons observé depuis longtemps que, lorsque le chancre est

---

(1) L'œdème dur lymphangitique n'est pas spécial au syphilôme primaire. Les syphilômes secondaires des organes génitaux, de l'œil, etc., peuvent également se compliquer d'œdème dur. Il en est de même de certains syphilômes des périodes tardives. Ici encore nous voyons des complications semblables survenir dans le voisinage des syphylômes des différentes périodes.

phagédénique, l'éclosion des accidents secondaires n'a parfois lieu qu'à un terme très éloigné, à un moment où on ne les attendait plus. Dans ce cas, le phagédénisme aurait-il détruit ou empêché l'éclosion d'une partie des germes et retardé ainsi l'infection générale ? » Le phagédénisme n'est pas spécial au chancre infectant des organes génitaux, Fournier l'a signalé au niveau des chancres infectants du sein, Heurteloup à la langue, Mauriac à la lèvre inférieure, etc. De même que pour la gangrène, il ne faut pas oublier que les délabrements et les cicatrices consécutifs au phagédénisme ne sont pas en rapport avec ce que l'on pouvait craindre devant l'aspect de l'ulcération gangréneuse. La gangrène et le phagédénisme dans le chancre infectant, mangent surtout le syphilôme.

Notons, en terminant, que le phagédénisme du chancre infectant, lequel d'ailleurs est rare, je le répète, se laisse heureusement modifier par le mercure, contrairement au phagédénisme du chancre simple (chancrelle) lequel est beaucoup plus fréquent, et chez lequel l'emploi du mercure est dangereux (1).

Le chancre infectant se complique parfois de *catarrhe* érosif ou non des muqueuses (balano-postite, vulvite), ou d'eczéma du tégument voisin chez les sujets prédisposés.

Une complication fréquente du chancre, complication qui vient parfois rendre le diagnostic plus difficile et même masquer complètement le chancre infectant, c'est l'*herpès*. Cet herpès peut être un herpès préputial, vulvaire ou labial, etc.; il peut être isolé, discret ou confluent. Dans certains cas, cet herpès peut être d'une confluence excessive et couvrir les régions génitales et

(1) Le phagédénisme du chancre infectant est l'analogue du phagédénisme de certaines gommes. C'est encore une complication commune aux syphilômes des différentes périodes pourvu qu'ils soient non résolutifs.

péri-génitales d'une éruption des plus denses. Je vous en ai montré chez des femmes quelques exemples l'année dernière dans nos salles Saint-Henri et Saint-Côme. Cet herpès est quelquefois hémorrhagique et peut même devenir ulcéreux et gangréneux. Le professeur Fournier a signalé l'herpès vulvaire et péri-vulvaire comme symptomatique du chancre infectant du col.

Enfin, ainsi que vous avez pu le voir quelquefois dans ce service, le chancre infectant se complique parfois de lésions de *glandes tégumentaires* d'un diagnostic des plus délicats. Je ne puis insister sur ce point dont je vous ai souvent parlé dans mes cliniques.

Le siège spécial du chancre infectant peut être une cause de véritable complication par suite de *troubles fonctionnels* ou autres qu'il détermine dans son voisinage. Je me bornerai à vous signaler l'œdème, l'iritis (Fournier), la conjonctivite purulente (Galezowski), la destruction du sac lacrymal (Desmarres), etc., dans les chancres de l'œil. La dysphagie dans certains chancres de la bouche et de la gorge. Les douleurs excessives dans l'acte de la défécation dans certains chancres de l'anus. Daniel Mollière et Julien ont signalé quelques cas de rétrécissement du rectum consécutifs à des chancres infectants, qui paraissaient provenir de la sclérose ayant succédé à la résoption du syphilôme.

Le chancre une fois cicatrisé, on voit parfois se produire au niveau de la cicatrice une nouvelle ulcération. Je laisse de côté le cas où cette érosion est de nature banale : érosion simple, érosion herpétique, ou chancrelleuse (1). Mais parfois, quelque temps après cicatrisation faite du chancre, on voit celui-ci se rouvrir et

(1) Ricord considérait ces réapparitions de l'ulcération chancreuse, comme des chancres simples greffés sur des indurations de chancre infectant cicatrisé. J'en ai observé un beau cas il y a quelques années dans le service du professeur Fournier. Le nommé G.. Louis, 27 ans, bijoutier, entre le 31 mars 1883, lit

apparaître de nouveau avec tous ses caractères. Cette récidive du chancre a été niée par Ricord (*Leçons sur le chancre*, p. 143): « la cicatrice une fois faite le chancre ne se reproduit plus ; si plus tard un nouveau chancre se montre sur le même point, on peut affirmer qu'il est le résultat d'une contagion nouvelle ». Elle a été cependant signalée, il y a longtemps déjà, par Hunter, puis étudiée d'une façon plus complète par Bassereau et surtout par Clerc (*Traité des maladies vénériennes*, page 72). Mais c'est surtout Fournier qui en a fait une description détaillée, à laquelle je vous renvoie pour les détails (Fournier, *Etude clinique sur l'induration syphilitique; Archives de médecine*, novembre 1877). Voici ce qui se passe : En général, une douzaine de jours après la cicatrisation complète du chancre, et le fait s'observe surtout au niveau des chancres à induration exubérante (Fournier), on voit le chancre s'ulcérer de nouveau. Dans certains cas même, on voit l'induration augmenter encore la cicatrice une fois faite. Cette ulcération présente tous les caractères de l'ulcération ou de l'érosion du chancre. C'est, comme l'ont dit à Fournier certains malades, le chancre qui revient. Selon Fournier, ce chancre redux serait un phénomène spontané. Dans quelques faits que j'ai observés, le traumatisme simple (coït exagéré) ou des irritations pathologiques (balanite eczémateuse) m'ont paru favoriser cette nouvelle érosion. Ce chancre redux peut être simplement érosif.

Dans d'autres cas, le syphilôme peut devenir non résolutif, s'ulcérer, et simuler même une véritable ulcération gommeuse. L'ulcération, dit Fournier, peut parfois « être nettement entaillée, présenter des bords

---

n° 68 de la salle Saint-Louis. Il a eu en 1875 un chancre infectant du frein suivi de syphilides, etc..., en 1880 nouveau chancre? du gland. En mars 1882, chancrelle (inoculation positive) survenue exactement à la place du premier chancre.

nettement coupés à pic; elle figure comme une sorte de puits dans le noyau de l'induration.... son fond est irrégulier, inégal, chagriné, vermoulu.... Cette plaie sécrète un liquide sanieux plutôt que purulent, mal lié, diffluent et chargé de détritus organiques »; plus loin, Fournier nous dit, page 525 « l'induration peut parfois se creuser au point de figurer une caverne au centre du noyau.... » Comme cette description de Fournier rappelle la description de l'ulcère gommeux !

Dans ce que Fournier appelle chancre redux avec ramollissement profond de l'induration et dont j'ai vu il y a quelque temps un exemple remarquable, je trouve encore une analogie frappante avec la gomme, avec la gomme ouverte en écumoire, et dont les produits s'éliminent par de nombreux orifices.

Je ne veux pas insister davantage; il résulte des faits précédents auxquels je pourrais en adjoindre quelques-uns des plus curieux, dont je vous ai déjà parlé d'ailleurs, que, à la période dite primaire, le chancre redux peut être non résolutif et singer complètement la gomme; de même que le chancre infectant, que le premier syphilôme, ainsi que nous l'avons vu. La description du chancre dit redux est donc absolument comparable à celle du chancre infectant. Comme ce syphilôme primaire, le chancre redux peut être simplement érosif, résolutif. Comme lui, il peut dans certains cas être non résolutif et ulcéreux, et cela par nécrose partielle, ou par nécrose totale du néoplasme. Ces chancres redux peuvent se cicatriser plus ou moins vite. Ils durent parfois plusieurs septennaires. En général, ils ne sont pas accompagnés d'adénopathie ou l'adénopathie antérieure n'est pas augmentée par leur apparition. Ils peuvent être parfois successifs. Ils sont infectants.

Il se produit parfois, dans le voisinage du chancre cicatrisé, des indurations de voisinage ou satellites décrites par Fournier dans le mémoire précité. Tantôt elles ne sont que le développement et l'extension de proche en proche de l'induration première. Ce sont les indurations envahissantes signalées par Ricord et étudiées par Rollet dans l'article Chancre du *Dictionnaire encyclopédique des sciences médicales*, page 346. D'après la description de cet auteur, vous verrez qu'elles ne sont autre chose vraisemblablement que des lymphites indurées en plaques ou en cordons. Dans d'autres cas, elles se montrent à distance du premier chancre. Ces indurations sont indépendantes du chancre primitif. Elles siègent surtout au niveau du repli balano-préputial. Elles peuvent s'excorier et simuler à s'y méprendre un chancre érosif. Elles peuvent s'ulcérer et simuler un chancre ulcéreux par ramollissement partiel ou total du néoplasme. Elles peuvent se montrer quelques semaines après l'apparition du chancre; elles peuvent se montrer plus tard. Ce ne sont en somme, comme vous le voyez, que des syphilômes successifs chancriformes. Fournier a remarqué qu'elles coïncidaient constamment avec des lymphangites indurées. Ce ne sont donc peut-être que des syphilômes primaires lymphangitiques résolutifs ou non, analogues aux lymphangites gommeuses si bien étudiées par M. Verneuil et par mon maître Lailler. Vous en trouverez une description anatomique succincte dans les leçons de Cornil sur la syphilis, page 47, et dans un mémoire de Verson, publié en 1869 dans les *Archives de Virchow*.

Vous voyez donc encore que, dès le début de la syphilis, il peut se montrer des syphilômes non résolutifs pouvant singer la gomme dans ses divers aspects. Réciproquement je vous ai déjà dit et montré plusieurs fois que dans les périodes tardives de la vérole (périodes dites tertiaires) il peut survenir du côté des organes génitaux des syphilômes singeant à s'y méprendre le syphilôme primaire, le chancre. Ces syphilômes singent le chancre non ulcéré, le chancre érosif ; ils sont résolutifs, ils restent secs, comme d'autres lésions cutanées et muqueuses des périodes tardives de la syphilis d'ailleurs.

Je n'insiste pas davantage sur l'importance de ces faits dont vous avez pu voir de nombreux exemples dans nos salles. Ils vous montrent que le syphilôme primaire peut singer les syphilômes des périodes les plus tardives de la vérole, les gommes ulcérées ; et que réciproquement dans les périodes les plus tardives de la vérole il peut se montrer des syphilômes résolutifs singeant à s'y méprendre le chancre. Ces faits sont d'une importance majeure au point de vue de la pathologie générale de la syphilis et viennent encore à l'appui de ce que je vous ai dit dans ma première leçon (1).

---

(1) Ces syphilômes auxquels je donne comme au chancre redux et à certaines indurations de voisinage le nom de *syphilômes chancriformes* ont été étudiés par Fournier (archives de médecine, 1868) et Hutchinson sous le nom de pseudo-chancre induré des sujets syphilitiques. Je propose l'expression de *syphilôme chancriforme*, car elle me parait éviter toute erreur d'interprétation et indiquer de suite qu'il ne s'agit pas là de chancre véritable, mais de syphilôme simulant le chancre infectant et pouvant se montrer dans les périodes diverses de la syphilis et non pas seulement là où siégeait l'accident primitif. Qu'ils se montrent tôt ou tard, qu'ils se montrent là où siégait le chancre infectant ou ailleurs, ce ne sont toujours que des « *syphilômes chancriformes.* » Je vous en parlerai plus longuement à propos des syphilides cutanées et muqueuses. Je vous en ai d'ailleurs déjà parlé souvent dans mes cliniques et vous savez que j'ai conseillé à l'un de mes élèves, M. Declercq, de faire une thèse sur ce sujet. (*Du syphilôme chancriforme*, thèse de Lille, 1885).

Ce pseudo-chancre induré des sujets syphilitiques ne s'ulcère pas primitivement. Dans cette variété de syphilôme chancriforme, l'érosion ou l'ulcération est secondaire à l'induration contrairement à ce qui se passe pour le syphilôme primaire, pour le chancre infectant. Cela tient peut-être à ce que, chez ce dernier, le virus a pénétré dans les tissus par inoculation, qu'il vient du dehors ; tandis que dans les syphilômes chancriformes la lésion n'est certainement que la manifestation locale d'un état général, le virus vient du dedans. Chose curieuse et dont l'importance semble avoir échappé aux auteurs, l'apparition de cette variété de syphilôme chancriforme (pseudo-chancre induré des syphilitiques) coïncide

Le chancre syphilitique peut parfois être compliqué par la présence d'une chancrelle ou chancre simple. C'est le *chancre mixte* décrit en premier par Rollet et dont vous avez pu, cette année, voir de beaux exemples dans notre salle des hommes (salle des vénériens). Ce chancre mixte peut tantôt se présenter sous forme d'un chancre infectant dont le centre est peut-être plus ulcéré et plus vermoulu. Tantôt, au contraire, il se présente sous forme d'une chancrelle des plus caractéristiques qui évolue normalement sans rien présenter dans son évolution qui puisse faire songer à la vérole. Puis un beau jour cette chancrelle, qui était même sur le point de se cicatriser, change d'aspect, elle s'indure, elle prend un aspect papuleux, le syphilôme primaire apparaît. Vous en avez vu l'année dernière un exemple intéressant chez le nommé F... (N° 38 du *Recueil d'observations*. Hommes.)

Le chancre mixte peut présenter les différents modes d'origine suivants : Ou bien les deux virus ont été déposés simultanément et, dans ce cas-là, ce sera le chancre simple qui se montrera d'abord et qui plus tard seulement prendra les caractères du chancre infectant. Ou bien il s'agit d'un chancre infectant contaminé par le virus du chancre simple, c'est un syphilôme pri-

---

souvent avec l'apparition d'autres manifestations syphilitiques : poussées de syphilides cutanées ou muqueuses, céphalée, et même parfois fièvre ...On dirait que le virus demeuré latent pendant une période plus ou moins longue annonce son réveil par l'apparition de ce syphilôme chancriforme lequel est parfois suivi d'autres manifestations syphilitiques diverses. J'ai observé de ceci plusieurs exemples remarquables qui seront publiés dans la thèse de M. Declercq. J'ai vu ces syphilômes chancriformes se montrer en plein traitement syphilitique. Vous concevez comment il se fait que ces syphilômes chancriformes aient pu être pris pour de véritables chancres infectants et combien il faut se méfier des syphilômes chancriformes dans les prétendues syphilis doublées. Remarquons en terminant que, dans ces syphilômes chancriformes, une des principales causes d'erreur de diagnostic est leur *siège génital*.

naire chancrellisé. Ou bien ce peut être une chancrelle sur laquelle le virus syphilitique aura été déposé, c'est la chancrelle syphilisée. N'oubliez pas que ce chancre mixte peut devenir phagédénique et que ce phagédénisme peut être grave comme le phagédénisme du chancre simple. Enfin n'oubliez pas qu'un chancre induré d'aspect vulgaire peut être un chancre mixte (Rollet). — Inoculez toujours dans le doute; ne vous abstenez pas (1).

(1) Vous avez vu il y a quelque temps l'utilité de cette inoculation des chancres syphilitiques au porteur, pratique que j'ai instituée dans mon service dans le but de reprendre les recherches de Clerc, de Tarnowsky, etc. Vous avez pu voir que cette pratique nous ménage parfois des surprises, et qu'un chancre en apparence purement syphilitique peut être parfois un chancre mixte (n° 56 du *Recueil*).

DIXIÈME LEÇON.

SOMMAIRE. — *Chapitre III.* — *Du syphilôme primaire* (*chancre syphilitique*). *Suite. Diagnostic du chancre.* — (Leçon faite le 13 mars 1885). — *Diagnostic du chancre.* — A. Il faut chercher, il faut savoir trouver le chancre. — Deux cas à distinguer : *a.* Le chancre peut échapper par suite de sa situation même. Exemples. — *b.* Le chancre peut échapper parce qu'il est masqué par d'autres lésions. — Exemples. — B. Le chancre une fois vu, il faut le reconnaître, le diagnostiquer, et le distinguer d'autres lésions avec lesquelles il pourrait être confondu. — Le chancre peut être vu et ne pas être diagnostiqué. — Cela tient à son polymorphisme. Deux cas à distinguer : *a.* Ou bien c'est par suite de l'insignifiance des lésions qui constituent le chancre que le diagnostic peut être rendu difficile. Exemples. — *b.* Ou bien c'est par les caractères excessifs des lésions qui constituent le chancre (Erosion ou ulcération, néoplasme) que le chancre peut induire le clinicien en erreur : Exemples. Conclusion : Il faut chercher le chancre partout et se méfier toujours. — C. Il ne faut pas prendre pour un chancre une lésion différente. — (Ce paragraphe est la réciproque et le complément du paragraphe précédent). — *a.* Diagnostic du chancre avec : un syphilôme quelconque. Une plaie quelconque indurée artificiellement. Un orifice induré d'abcès. — Ulcérations tuberculeuses, arsénicales. — Certaines affections furonculeuses ou anthracoïdes. — Mes périfolliculites conglomérées en placard. — Certaines folliculites des organes génitaux. — Certaines diabétides génitales. — Chancre acarien. — Vulvite érosive : Exemples divers. — *b.* Diagnostic du chancre syphilitique avec la chancrelle. — Différences cliniques. — Différences anatomo-pathologiques. — Examen comparatif des produits de raclage de la surface des deux chancres (Importance diagnostique de cet examen histologique « *Signe du Raclage* ». — Du chancre simple papuleux. — Exemple. Importance de la connaissance de cette variété de chancrelle. — Quelques mots sur l'inoculation du chancre simple et du chancre syphilitique. — Causes d'erreur possible. — Faux chancres d'inoculation au porteur de chancre syphilitique : Chancroïdes, nature de ces lésions. Comment interpréter ces faits bizarres? Discussion. c. Diagnostic du chancre syphilitique avec l'herpès. — Tableau des caractères cliniques différentiels (Fournier). — Signes nouveaux et d'une grande utilité pratique à ajouter aux signes précédents : « *Signes de l'expression du suc* ». — Raisons anatomo-pathologiques de ces signes. Conclusion.

DIAGNOSTIC DU CHANCRE.

Nous arrivons maintenant à l'étude importante du diagnostic du chancre. Après ce qui précède, cette étude sera relativement courte. Toutefois, Messieurs, dans le diagnostic du chancre, pour ne pas commettre d'erreurs considérables, il faut avoir toujours présente à l'esprit la *possibilité* du chancre en quelque point du corps que se trouve la lésion, quel que soit l'aspect de cette lésion et chez quelque individu qu'elle se rencontre. En un mot, Messieurs, il faut toujours songer au chancre. Ici nous devons distinguer : il faut A. savoir trouver le chancre; il faut B., le chancre une fois trouvé, ne pas prendre un chancre pour une lésion banale ou nullement syphilitique.

A. Je dis qu'il faut chercher, qu'il faut savoir trouver le chancre; en effet, Messieurs, le chancre échappe souvent parce qu'il est caché. Et dans cette recherche, ainsi que vous le savez et ainsi que je vous le dirai encore dans ma leçon prochaine, l'adénopathie primaire est d'un grand secours. a. Dans certains cas le chancre est caché, larvé, par suite de son siège même. Ce peut être un chancre anal, uréthral, du col de l'utérus, un chancre de la gorge, un chancre situé entre les orteils comme j'en ai publié un exemple curieux dont je vous ai parlé dans mes précédentes leçons. Pour éviter cette erreur de diagnostic dépendant du siège du chancre, vous n'aurez qu'à vous rappeler que le chancre peut siéger sur toute la surface tégumentaire externe ou interne accessible à notre investigation. Vous devrez non seulement examiner vos malades des pieds à la tête, mais les passer au spéculum, examiner l'anus, le nez, etc., dans leur profondeur. *b*. Dans d'autres cas, le chancre est masqué par d'autres lésions, il peut échapper, car on n'y songe pas, on *ne songe qu'à l'affection en apparence principale pour laquelle le malade vient vous consulter*. C'est ainsi que le chancre infectant peut être masqué par un intertrigo, comme vous l'avez vu il y a plusieurs mois à propos d'un chancre de l'anus; il peut être masqué par une balanite simple, un herpès plus ou moins confluent, une vaginite, des chancres simples, etc. etc. Vous voyez souvent venir dans notre salle des filles publiques (Saint-Côme) et parfois même dans nos autres salles des femmes (Saint-Henri), et dans nos salles des hommes, des malades qui constituent de véritables musées pathologiques, de véritables « hommes orchestres » de la dermato-syphiligraphie; ils ont la gale, des pous, de l'herpès, une vaginite ou une chaudepisse, de l'intertrigo purifluent, etc., etc. Et... le chancre infectant se trouve comme noyé au milieu de toutes ces lésions. Le phimosis simple ou inflammatoire vient encore souvent cacher des chancres infectants, et il sera parfois nécessaire d'attendre la résolution de l'inflammation avant de poser un diagnostic certain. Vous en avez sous les yeux un bel exemple. En un mot, Messieurs, il faut toujours chercher derrière la lésion apparente et ne pas voir qu'une seule lésion.

B. Lorsque le chancre est vu, si vous vous rappelez bien les symptômes du chancre tels que je vous les ai décrits, si vous cherchez l'adénopathie caractéristique dont nous reparlerons, en général vous ferez le diagnostic. Mais dans certains cas le chancre peut être vu et ne pas être diagnostiqué. Cela tient à son *polymorphisme*.

Ici nous devons encore distinguer deux cas : a. ou bien c'est par suite de l'insignifiance de la lésion que ce diagnostic est rendu difficile. C'est un chancre minuscule, un bobo insignifiant et alors on le confond avec une érosion simple, une écorchure, une balanite (comme cela arrive souvent pour le chancre maculeux de Besnier et Doyon). On le prend pour une érosion herpétique, pour un petit chancre simple, pour un aphte, nous y reviendrons. On a pris ces chancres pour de simples fissures à l'anus (Ricord, lettres sur la syphilis), pour une simple ophthalmie, pour une ulcération dentaire (Capuron), pour une brûlure légère (vous avez vu que le chancre labial de la tireuse de seins qui a été la cause de la terrible épidémie syphilitique de Tourcoing avait été pris par cette femme pour une simple « échaudure de pommes de terre.) » Dans certains cas ce chancre peut simuler une minuscule plaque argentée, une plaque des fumeurs par exemple. R. W. Taylor (communication au congrès de l'association dermatologique américaine, 30 août 1883) a publié une note intéressante sur l'aspect particulier que peut prendre le chancre induré tout à fait au début de son développement. Dans ces cas, le chancre n'était autre chose qu'une tache grande comme deux têtes d'épingle, d'aspect argenté, non surélevée, sans fissure ni relief, même à la loupe. Il semblait que le malade eût été cautérisé légèrement à ce niveau au moyen d'un crayon de nitrate d'argent. (Mon ami le Dr Boeck, de Christiania, a observé aussi cette lésion comme début du chancre induré). Plus tard, la tache argentée s'étendit dans les deux cas de Taylor : au bout de quelques jours on vit survenir l'induration, puis l'adénopathie et enfin six semaines après, la roséole. Méfiez-vous donc des lésions planes, petites, argentées, simulant une minuscule cautérisation au nitrate d'argent (1).

---

(1) Je me demande si, dans ces cas de Boeck et de Taylor, le virus à ce moment n'avait pas un siège presque uniquement épithélial. Je dois rapprocher cette forme du syphilôme argenté, des syphilômes argentés minuscules ou superficiels absolument semblables d'aspect que je vous ai montrés chez quelques-uns de nos malades à la face

b. Parfois, au contraire, c'est par les caractères excessifs de son érosion, de son ulcération ou de son néoplasme, que le chancre peut induire le clinicien en erreur. Dans ces cas-là, le syphilôme primaire a été assez fréquemment pris pour une tumeur maligne. Riccrd, dans ses lettres sur la syphilis, nous raconte avoir été appelé en consultation pour amputer une verge atteinte d'un prétendu épithélioma que quelques pilules de proto-iodure firent rapidement disparaître. Mon ami le Dr Merklen a publié l'observation d'un chancre de l'amygdale simulant un épithélioma de cette région. Hue (*France médicale* 1883) a publié un cas analogue. J'ai vu en 1882, dans le service du professeur Fournier, un chancre papulo-hypertrophique de la lèvre supérieure tellement considérable, qu'un médecin le prit pour une tumeur maligne et proposa à la malade de lui enlever cette prétendue tumeur. La malade refusa parce que ses moyens ne lui permettaient pas de faire pratiquer cette opération. Le chirurgien lui demandait 100 francs. J'ai vu en 1880, quand j'étais interne de mon regretté maître Maurice Raynaud, un chancre de l'amygdale pris pour une angine diphthéritique. Mon ami le Dr Brocq a publié dans la thèse de Pivaudran (Paris 1884) l'observation d'un chancre de l'amygdale pris pour une amygdalite gangreneuse.

Je possède l'observation d'un malade que j'ai suivi en mars 1884, dans le service du professeur Fournier, atteint d'un chancre de la commissure palpébrale de l'œil droit, chancre large environ comme une pièce de 50 cent., à base fortement indurée. Ce chancre fut pris par un chirurgien distingué pour une fistule lacrymale. Cette prétendue fistule fut incisée et cautérisée par le chirurgien ! Enfin ces chancres ont pu être pris pour des chan-

---

inférieure de la langue, Mais ici il s'agissait de syphilômes de la période dite secondaire. Le diagnostic était impossible. Ici encore le syphilôme singe le chancre.

crelles, pour des gommes ulcérées ou non, etc., etc. Je n'en finirais pas si je voulais énumérer les lésions diverses et variées avec lesquelles le chancre a pu être confondu. Donc, Messieurs, cherchez le chancre partout et méfiez-vous toujours.

C. Réciproquement, Messieurs, il ne faut pas prendre pour un chancre une lésion différente, car bien des lésions peuvent simuler le chancre. En vous signalant quelques-unes d'entre elles, je vous indique que l'erreur inverse peut être commise et ce paragraphe est donc la réciproque et le complément du paragraphe précédent. a. Des syphilômes quelconques peuvent être pris pour un chancre, surtout lorsqu'ils siègent aux organes génitaux. Les syphilômes survenant n'importe à quel âge de la vérole peuvent singer le chancre. Je n'y insiste pas, je vous en ai suffisamment parlé plus haut à propos des syphilômes chancriformes. Vous avez vu dernièrement à notre polyclinique qu'une érosion simple de la rainure balano-préputiale, indurée par suite de cautérisations intempestives, peut simuler à s'y méprendre un chancre infectant et que, dans ces cas-là, il faut savoir attendre avant de pouvoir poser un diagnostic. Je possède l'observation d'un malade vu par moi en octobre 1883 dans le service du professeur Fournier, lequel portait, au niveau de la 7e vertèbre cervicale, une plaie simple de la largeur d'une pièce de 20 sous, consécutive à des frottements continuels par des fardeaux qu'il portait sur la partie supérieure du dos et du cou. Or, l'ulcération de cette plaie simple rappelait à s'y méprendre une ulcération de chancre cutané et ce qui venait encore rendre le diagnostic plus difficile, c'était la présence d'une chaîne de ganglions présentant tous les caractères des ganglions de la période primaire et qui se rendaient au triangle sus-caviculaire. Le professeur Fournier lui-même hésita pendant quelques jours. D'après Zeissl la plaie qui est consécutive à l'opération de la circoncision pourrait parfois simuler l'accident primitif de la syphilis. Vous comprenez l'importance de ce fait.

Je vous ai montré, il y a quelques mois, dans notre salle Saint-Côme, des orifices indurés d'abcès vulvaires, périvulvaires, et de la glande vulvo-vaginale, qui auraient pu être pris, à un examen superficiel, pour un chancre infectant. Tout récemment encore, je vous ai montré chez une malade de la salle Saint-Henri un orifice ulcéré d'abcès péri-anal qui simulait tellement un chancre infectant que le diagnostic ne put être porté que quelques jours après. Cette lésion a été moulée par M. Havrez (n° 89 du Recueil d'observation. Femmes.)

On a vu des ulcérations tuberculeuses de la langue et de la verge simuler un chancre infectant (Jullien). Vous savez que, dans le cours de l'intoxication arsenicale, il peut survenir des ulcérations au niveau des organes génitaux qui simulent à s'y méprendre des chancres infectants ou des papules érosives. Ces ulcérations ont été étudiées par Blandet et surtout par Bazin (affections cutanées artificielles, 1862, page 64), mais ces chancres arsenicaux, comme on les a appelés, ne s'accompagnent pas d'adénopathie ; ils sont multiples, et coïncident avec d'autres éruptions plus ou moins caractéristiques. Certaines affections furonculeuses ou anthracoïdes de la peau peuvent parfois également singer le syphilôme primaire. Bazin et Mauriac en ont publié des exemples.

Certaines variétés de périfolliculites conglomérées de la peau constituant une forme spéciale de dermite dont j'ai le premier donné la description clinique et anatomique (H. Leloir, *Annales de dermatologie*, 1884, sur une variété particulière de périfolliculites conglomérées en placard) ont pu parfois présenter une certaine analogie avec le chancre infectant.

Je vous présente un malade qui porte sur le prépuce, à sa surface cutanée, une lésion folliculaire d'une glande sébacée, lésion qui présente une certaine analogie avec un chancre infectant ecthymateux. M. Havrez en a fait l'excellent moulage que voici (n° 117 du Recueil d'observations hommes).

J'ai observé, il y a quelque temps, chez un de mes clients que je soignais pour un diabète, une ulcération assez profonde de la rainure balano-préputiale qui reposait sur un véritable néoplasme, sur une véritable induration du volume d'une noisette et qui aurait pu parfaitement être prise pour un syphilôme ulcéré, n'était sa longue durée, son évolution spéciale et l'absence d'adénopathie. Le professeur Verneuil, auquel je menais ce malade pour le faire opérer par lui, me dit avoir observé parfois des indurations analogues chez des diabétiques. J'opérais ce malade avec le professeur Verneuil et l'examen histologique de la callosité enlevée me montra que j'étais en présence d'une tumeur présentant les caractères histologiques de certaines kéloïdes de la peau. Je n'insiste pas sur cette observation intéressante dont je vous ai déjà parlé d'ailleurs.

Comme le disent très bien Besnier et Doyon dans leurs annotations à la traduction de Kaposi : « En divers points, notamment à l'aréole du mamelon et au pénis, l'irritation acarienne se propage au réseau vasculaire superficiel du derme, au point de produire de véritables indurations, lesquelles peuvent s'ulcérer (chancre acarien) et simuler des chancres syphilitiques (chancres nains). » Vous en avez vu de beaux exemples dans mon service, mais vous avez vu aussi que la présence d'autres lésions de la gale, mon signe de l'expression du suc, l'absence d'adénopathie ou, lorsque celle-ci existe, son caractère inflammatoire, etc., permettaient toujours de poser le diagnostic. Ce diagnostic peut être parfois rendu un peu plus difficile lorsque l'on se trouve en présence de la gale aprurigineuse, forme de gale qui n'est pas aussi rare qu'on le pense. (Cette variété de gale a été bien décrite dans une thèse que j'ai inspirée à mon élève et ami le Dr Jouanaud : *De la gale aprurigineuse*, Paris, 1883).

Dans les cas précédents, un examen minutieux permettra le plus souvent de trouver dans les caractères propres de la lésion et dans l'adénopathie concomitante, si celle-ci existe, des caractères différentiels. Mais il est des cas où le diagnostic est impossible, puisque des syphiligraphes des plus éminents ont pu se tromper. C'est ainsi que Fournier nous raconte, dans ses leçons sur la syphilis chez la femme, avoir été commissionné avec le Dr Bergeron pour examiner une petite fille condérée comme ayant été victime d'un attentat à la pudeur et infectée pendant cet attentat. Cette petite fille portait à la vulve une lésion que Fournier et Bergeron, après un examen minutieux, considérèrent absolument comme un chancre infectant. Heureusement, ils refusèrent de donner un certificat, et l'évolution ultérieure de l'affection leur démontra ensuite qu'ils étaient en présence non pas d'un chancre infectant, mais d'une forme particulière de vulvite érosive.

Je termine cette étude du diagnostic du chancre par son diagnostic différentiel avec deux affections qui souvent sont confondues avec lui et dont le diagnostic est parfois des plus difficiles. Je veux parler du diagnostic du chancre infectant avec le chancre simple (chancrelle) et avec l'herpès.

b. Diagnostic avec le chancre simple. — Laissant de côté les signes diagnostics tirés de ce fait que le chancre simple ne siège pour ainsi dire jamais à la tête, laissant de côté les signes tirés de l'évolution ultérieure de la lésion, de la confrontation, je mets devant vos yeux le tableau suivant tiré des leçons de Fournier sur la syphilis chez la femme, tableau dans lequel les caractères différentiels du chancre simple et du chancre infectant sont admirablement résumés.

	Chancre simple.	*Chancre syphilitique.*
	—	—
I. lombre de lé-sions.	Presque toujours multiple, souvent même confluent ;	Souvent unique, rarement multiple, jamais confluent ;
II. 'hysionomie de l'ulcère.	1° Ulcère vrai ; creux, excavé ; 2° Bords à pic, abrupts, décollés ; 3° Fond inégal, anfractueux, vermoulu ; 4° Teinte jaunâtre, d'un ton clair, animé ; 5° Sécrétion abondante de pus véritable.	1° Lésion habituellement plate, souvent élevée et papuleuse ; rarement ulcéreuse ; 2° Pas de bords, contour adhérent, souvent élevé en couronne ; 3° Fond lisse, verni, luisant, irisé ; 4° Teinte grise ou rouge (chair musculaire), d'un ton sombre, foncé ; 5° Sécrétion minime, séro-sanieuse plutôt que purulente.
III. itat de la base.	Base molle ou ne présentant qu'une rénitence inflammatoire diffuse.	Base indurée à des degrés divers.
IV. Ganglions.	Pas de bubon ou bubon inflammatoire (simple ou chancreux).	Bubon constant (indolent, non inflammatoire, le plus souvent poly-ganglionnaire).
V. 'riterium expé-mental.	Pus inoculable au malade.	Pus non inoculable au malade.

Selon moi, on peut ajouter à ces signes différentiels ue le chancre infectant n'est pas transmissihle (jus-u'ici tout au moins) aux animaux, tandis que la chan-relle peut être transmise à certains animaux, bien ue avec difficulté d'ailleurs. En outre, dans certains as, je pense que l'examen histologique des produits de aclage de la surface de la région peut être d'une cer-aine utilité au point de vue du diagnostic. S'il s'agit 'un chancre infectant à érosion grise, diphthéroïde, ous trouverez, ainsi que je vous l'ai montré dans les roduits de raclage, des débris de fausses membranes provenant de l'altération cavitaire d'une partie de l'épithélium qui recouvre la surface du chancre. Dans le chancre simple, au contraire, comme il y a ulcération; comme jamais à la surface de cette ulcération il n'existe de réticulum épithélial, vous trouverez simplement dans les produits de raclage des cellules lymphatiques plus ou moins altérées, des débris dissociés de tissu conjonctif du derme, mais pas de fausse membrane, pas de réticulum épithélial (1).

Les préparations et les dessins suivants vous montrent combien la chancrelle diffère au point de vue histologique du chancre infectant. Comparez cette figure qui représente une coupe de chancre simple, comparez-la avec les figures précédentes de chancre infectant et les caractères différentiels anatomiques de ces lésions vous sautent immédiatement aux yeux.

Mon maître, le professeur Cornil, a parfaitement établi le parallèle des caractères anatomiques du chancre infectant et du chancre simple dans ses leçons sur la syphilis. Voici ce qu'il dit : « D'un côté, dans le chancre infectant, nous notons la sclérose du tissu dermo-papillaire et l'épaississement des parois des vaisseaux. L'épithélium superficiel et le corps muqueux sont en partie conservés.... la sécrétion, peu abondante, contient un nombre relativement minime de cellules lymphatiques. Au contraire, dans le chancre simple, nous avons un cratère béant résultant de la destruction rapide, complète des couches superficielles et profondes de l'épiderme, et de la fonte suppurative progressive des couches papillaires et dermiques. Les papilles, le tissu conjonctif du derme et le tissu sous-dermique se transforment en un tissu de bourgeons charnus dans lequel

(1) L'utilité de ce signe que j'ai le premier indiqué en mars 1885, dans une leçon clinique publiée en décembre 1885, dans le *Progrès médical*, a été ultérieurement vérifiée par le Dr Balzer (*Société de biologie*, mars 1886). — J'ai proposé de donner à ce moyen de diagnostic le nom de « *Signe du raclage* ».

les vaisseaux ne sont nullement sclérosés, dans lequel la charpente fibreuse se dissocie et se détruit. »

Vous voyez donc qu'entre les deux chancres la différence est absolue : l'un est une tumeur, un syphilôme érodé ou ulcéré ; l'autre est un ulcère. Cependant, dans certains cas, rares d'ailleurs, et dont vous avez pu cette année voir un bel exemple dans le service, le chancre simple, par suite de circonstances qu'il reste à déterminer, peut prendre l'aspect papuleux (1). Dans ces cas, ainsi que vous l'avez vu chez notre malade, les chancres simples se présentaient sous la forme de petites papules rouges, grandes comme des lentilles. Les unes n'étaient nullement érodées ; les autres présentaient à leur centre soit une petite pustule, soit une érosion grisâtre cupuliforme.

L'excellente aquarelle que je fais passer sous vos yeux, faite par M. Nollet, élève du service, donne une idée exacte de ces lésions à ceux d'entre vous qui n'ont pas vu le malade. Mais les papules de ce chancre simple n'étaient pas indurées, mais l'on trouvait en outre à la face interne du prépuce et dans la rainure balano-préputiale des chancres simples caractéristiques, mais les ganglions inguinaux engorgés n'offraient pas les caractères de l'adénopathie primaire, et enfin l'inoculation des lésions papuleuses nous a donné un résultat positif. La description de ces chancres simples papuleux peu connus est d'une grande importance diagnostique, et il est possible que des cas de ce genre aient pu servir d'arguments aux unicistes. Cette observation sera publiée.

Dans le diagnostic différentiel précédent du chancre simple avec le chancre infectant, j'ai peu insisté sur ce

(1) J'ai inspiré à l'un de mes élèves, M. le Dr Baude, une thèse sur ce sujet. *Du chancre simple papuleux*. Thèse de Lille 1886.

caractère différentiel majeur de la possibilité constante de l'inoculation du chancre simple à son porteur et de la non-inoculabilité du chancre infectant à son porteur. Oui, Messieurs, mille fois oui, on peut dire que toujours le chancre simple, la chancrelle, est inoculable à son porteur, et cela, non pas une fois, deux fois, cent fois, mais à l'infini ; je n'en veux pour preuve que les auto-inoculations d'Auzias-Turenne, de Lindwurm (qui, pour arriver à la syphilisation qu'il cherchait en vain, s'inocula plus de 2,200 chancres).

Vous avez pu d'ailleurs vous-mêmes constater dans mon service que jamais la chancrelle d'inoculation ne manque lorsque l'inoculation est bien faite. Au contraire, le chancre infectant n'est pas inoculable à son porteur, et cette dernière proposition peut être posée comme une règle absolue, ainsi que vous avez pu le constater également dans le service (1). Donc, Messieurs, oui, encore mille fois oui, ce caractère de la non auto-inoculabilité du chancre infectant est d'une importance majeure et peut être considéré comme pathognomonique. Cependant, il faut vous méfier d'une cause d'erreur possible. Dans certains cas, le pus du chancre infectant inoculé à son porteur peut produire une pustule, laquelle peut ou bien avorter au bout de quelques jours ainsi que vous en avez vu des cas dans mes salles, ou bien se rompre et laisser à sa suite une sorte d'ulcération plus ou moins persistante. Cette ulcération consécutive peut parfois simuler un chancre simple à tel point que Clerc, qui le premier a attiré l'attention sur ce

(1) Dans certains cas exceptionnels un chancre infectant pris au début semble avoir été réinoculé à son porteur : cas de Wallace, Lindwurm, Puche, Bœck, Bidenkap, Diday, 1 de Sperino, 1 de Bumm, 5 de Pontoppidam de Copenhague (voir à ce sujet la leçon de Diday, sur l'*éradication de la syphilis* (*Semaine médicale*, 1884) ; et le travail de Pontoppidam, de Copenhague (*Annales de Dermatologie*, 25 avril 1885, page 193.)

fait, lui a donné le nom de chancroïde. Ricord, dans ses leçons sur le chancre, a publié quelques observations qui tendraient à prouver que ce chancre à base molle des sujets syphilitiques peut, ou bien se transmettre sous forme de chancre simple, ou bien se transmettre à un sujet sain sous forme de chancre infectant.

Je ne veux pas insister plus longuement sur cette question, qui a été le point de départ de nombreuses argumentations de la part des unicistes. Il me paraît probable que la question peut se résumer de la façon suivante ; lorsque l'on tient compte de l'existence et de la fréquence assez grande du chancre mixte démontrée en premier par Rollet ; lorsque l'on se rappelle les expériences de E. Vidal, de Pick, etc., sur les lésions consécutives à l'inoculation de certains pus et les très intéressantes recherches de Tarnowsky sur l'irritation et l'appel des syphilômes.

Je m'explique : Lorsque l'inoculation du chancre syphilitique au porteur produit chez celui-ci une ulcération rappelant celle du chancre simple, il est probable que le chancre sur lequel ont été recueillis les produits d'inoculation n'était autre chose qu'un chancre mixte. Si alors on inocule les produits de ce chancre à base molle, de ce chancroïde, de ce chancre d'inoculation, à un sujet sain, deux cas pourront se présenter : ou bien l'inoculation donnera naissance seulement à un chancre simple, ou bien le chancre d'inoculation au sujet sain sera suivi de syphilis constitutionnelle. Dans ce dernier cas, il est plus que probable que le chancre simple d'inoculation chez le premier sujet porteur de chancre mixte, a déterminé par sa présence, par irritation, l'appel d'un syphilôme plus ou moins perceptible cliniquement. Il n'y a pas là, à proprement parler, de chancre nouveau, mais appel d'un syphilôme par irritation. On conçoit très bien que des parcelles de ce syphilôme plus ou moins apparent, et parfois peut-être du sang, puissent reproduire un chancre infectant lorsqu'on les inocule à un sujet sain.

Lorsque l'inoculation des produits de sécrétion d'un chancre syphilitique produit sur le porteur de ce chancre une pustule ecthymateuse éphémère pouvant être suivie parfois d'une érosion ou d'une ulcération plus ou moins durable, comme vous en avez constaté des exemples dans mes salles, que se passe-t-il? Il se produit un phénomène analogue à celui que l'on observe en inoculant du pus de pustule d'ecthyma ou d'impétigo, comme l'a bien montré E. Vidal, puis Tanturri; ou lorsque l'on inocule un pus quelconque, comme l'a bien montré mon ami le professeur Pick (de Prague). En un mot, il se produit une pustule d'ecthyma simple, une suppuration intra-épidermique par inoculation de pus simple. Vous en avez vu des exemples dans mes salles et à ma polyclinique. Ce sont là des lésions qui n'ont rien de spécifique; mais l'on conçoit très bien que cette lésion simple puisse, par son irritation, selon les remarques de Tarnowski, déterminer *in situ* l'appel d'un syphilôme; et que les produits de ce syphilôme, mélangés à ceux de cette suppuration intra-épidermique simple, puissent, quand on les inocule à un sujet sain, produire un chancre infectant. Ce sont là des questions très intéressantes que nous étudions en ce moment comme vous le savez, dans notre service, et qui pourraient donner matière à une thèse. Vous voyez que le diagnostic différentiel du chancre simple avec le chancre infectant nous a entraîné un peu loin.

c). Abordons maintenant un diagnostic non moins difficile, je veux parler du *diagnostic du chancre infectant avec l'herpès*. Ce diagnostic différentiel est de la plus haute importance comme vous le constatez presque journellement. Le tableau suivant, tiré des leçons de M. Fournier, vous sera d'un grand secours.

	Herpès.	*Chancre.*
Trois signes différentiels presque constants.	1° Pas de retentissement ganglionnaire ; 2° Base souple, sans induration ; 3° Contour polycyclique de l'érosion, constitué par des segments réguliers de petites circonférences ;	1° Adénopathie constante (indolente, dure, persistante, généralement poly-ganglionnaire) ; 2° Base indurée ; 3° Contour ne présentant jamais les segments réguliers des petites circonférences propres à l'herpès :
Evolution.	1° Limitation rapide ; 2° Cicatrisation hâtive;	1° Limitation moins rapide ; 2° Cicatrisation plus lente (en général).
Signes non constants, de valeur moindre.	1° Lésion prurigineuse (ardeur, feu local au début) ; 2° Erosions habituellement multiples ; 3° Erosions d'étendue minime, souvent miliaires ; 4° Erosions généralement plus superficielles que le chancre.	1° Lésion absolument indolente, aprurigineuse ; 2° Lésion souvent unique ou multiple à un degré moindre que l'herpès ; 3° Lésion en général plus étendue que l'herpès ; 4° Lésion en général moins superficielle que l'herpès.
Cause d'erreur à éviter.	Coïncidence possible de l'herpès et du chancre.	

Mais, Messieurs, dans certains cas, assez fréquents comme vous l'avez vu, lorsqu'il s'agit d'herpès solitaire à érosion unique, véritable herpès chancriforme simulant certains chancres nains, une partie des signes énumérés dans le tableau précédent pourront vous manquer et le diagnostic devenir des plus difficiles. Vous avez même vu récemment que l'herpès génital peut retentir sur les ganglions inguinaux (1).

Dans ces cas, je considère comme très important de rechercher avec soin les caractères suivants, dont je vous ai montré la grande utilité sur un bon nombre de malades de mes salles des femmes et des hommes, signe qui n'a pas été indiqué, que je sache, par les auteurs. (J'ai publié sur ce sujet une note dans le *Journal des connaissances médicales* : H. Leloir, sur « *deux caractères cliniques d'une grande utilité au point de vue du diagnostic du chancre syphilitique avec l'herpès, etc.* (*Journal des connaissances médicales*, 3 avril 1885).

Voici ces signes :

Prenez un chancre nain, pressez-le entre vos doigts aussi longtemps que vous voudrez, vous ne ferez pas sourdre plus de liquide à sa surface qu'il n'y en a ordinairement. C'est à peine si cette surface sera vernissée par une mince couche de liquide.

Prenez au contraire une érosion d'herpès, d'herpès solitaire dans le cas actuel, pressez-la entre vos doigts, et vous ferez sourdre à sa surface une gouttelette d'un liquide séreux, transparent, de couleur ambrée, analogue à la sérosité de certains eczémas. Essuyez cette gouttelette, pressez de nouveau, vous ne tarderez pas à voir sourdre une nouvelle gouttelette de liquide. Essuyez encore, puis pressez encore, nouvelle gouttelette. Et ainsi de suite. Ceci, Messieurs, vous ne l'observerez pas dans le chancre, dans la variété de chancre nain qui peut être confondue avec cette variété d'herpès solitaire chancriforme.

(1) Dans plusieurs cas il a produit un engorgement ganglionnaire non douloureux, multiple, mais ne présentant pas peut-être la dureté spécifique de l'adénopathie du chancre infectant. Dans un cas, chez une femme de notre salle Saint-Côme, il a produit une adénopathie suppurée du pli inguinal droit,

Donc, dans le chancre, pas ou peu de suintement, ce suintement n'est pas exagéré par la pression, une fois essuyé, il ne se reproduit qu'avec la plus grande difficulté. Dans l'herpès, au contraire, suintement ; suintement bien plus abondant, augmenté par la pression et se reproduisant abondamment par la pression un grand nombre de fois. Vous pouvez vous-mêmes juger de la valeur de ce signe sur les malades que je fais passer devant vous.

Ce fait me semble pouvoir être interprété histologiquement de la façon suivante. Dans l'herpès, par suite de l'hyperémie neuro-paralytique, il y a œdème hyperémique localisé et plus ou moins accentué du derme, parfois de l'hypoderme, etc., dilatation vasculaire. Dans le chancre, rien de semblable, il y a néoplasme dur avec sclérose vasculaire parfois. Donc, dans l'herpès, lorsque vous comprimez la base de la lésion élémentaire, vous faites sourdre à la surface de l'érosion le liquide de l'œdème localisé du tégument, le suc de la lésion, si j'ose m'exprimer ainsi. Dans le chancre au contraire, rien de semblable, il n'y a pas de liquide d'œdème, il n'y a pas de suc que vous puissiez exprimer à la surface de la lésion, il n'y a qu'un néoplasme dur, résistant, incompressible et sans suc exprimable pour ainsi dire (1).

Parfois, Messieurs, ainsi que vous l'avez vu chez quelques malades de nos salles, l'œdème localisé du derme peut produire sous l'érosion herpétique, une sorte d'induration simulant de très près l'induration superficielle de certains chancres nains, induration dont la limitation peut très bien induire le clinicien en

(1) Lorsque le chancre syphilitique repose sur un tissu œdématié, comme vous l'avez vu dans plusieurs cas de chancre du prépuce, le liquide de l'œdème suinte par l'érosion chancreuse. C'est là une cause d'erreur de diagnostic dont il faut se méfier, comme je vous l'ai déjà dit.

erreur. Mais si vous saisissez entre les doigts cette pseudo-induration de l'herpès vous arrivez, au bout de quelque temps, par une pression forte et prolongée à la malaxer, à la modeler pour ainsi dire entre vos doigts, à la déformer, à l'aplatir. Saissez au contraire l'induration du chancre, serrez-la autant et aussi longtemps que vous voudrez, vous n'arriverez pas à la modeler, vous ne la déformerez pas. On pourrait donner à ces signes le nom de « *signes de l'expression du suc.* » Les signes précédents dont je viens de vous donner la raison anatomo-pathologique, sont applicables au diagnostic de tous les syphilômes avec certaines lésions de la peau pouvant les simuler, ainsi que je l'ai montré dans une note sur la nature et l'anatomie pathologique de l'érythème polymorphe publiée en avril 1884 à la Société anatomique. (*Progrès médical*, 1884).

Enfin, Messieurs, parfois la biopsie, en vous permettant de faire l'examen histologique de la lésion, vous sera d'une certaine utilité au point de vue du diagnostic différentiel. Remarquons en passant que, *contrairement à ce que nous avons vu pour le chancre simple, l'examen des produits de raclage de la surface de l'érosion ne pourra pas vous servir dans ce diagnostic différentiel.* Car, dans le chancre syphilitique gris, de même que dans l'érosion herpétique grise, il y a formation d'un réticulum épithélial par altération cavitaire à la surface de l'érosion.

Après cette longue étude, Messieurs, vous pourriez vous croire en droit de poser toujours d'une façon absolue le diagnostic du chancre. Eh bien, n'oubliez pas que le syphilôme primaire *singe* bien des lésions et que bien des lésions singent le syphilôme primaire. N'oubliez pas, surtout s'il s'agit d'un cas de médecine légale, que, ainsi que l'a bien dit Fournier, « on ne peut poser le diagnostic du chancre par le chancre. » Les caractères de l'adénopathie eux-mêmes ne suffisent pas non plus, comme nous le verrons, pour poser ce diagıostic. En un mot, méfiez-vous, et si l'on demandait de ɾous un certificat médico-légal, attendez avant de lonner votre opinion l'explosion des accidents seconlaires.

ONZIÈME LEÇON.

SOMMAIRE. — *Les lymphatiques à la période du syphilôme primaire.* (Adénopathies, lymphangites primaires). — *Marche du virus syphilitique.* — *Racines du chancre.*

A. — *Des adénopathies primaires.* Fréquence ; Date d'apparition ; siège ; nombre ; volume ; consistance ; indolence ; aphlegmasie. — Adénopathies anormales dans leur aspect et leur évolution (Exemples). — Où s'arrête l'adénopathie primaire ? Envahissement successif et de proche en proche des ganglions (Exemples). — Persistance de l'adénopathie. — Importance diagnostique de l'adénopathie ; lorsque le chancre existe encore ; lorsque le chancre a disparu (Exemples).

B. — *Des lymphangites primaires.* — Fréquence ; siège, caractères cliniques. — Sont-elles spéciales aux chancres des organes génitaux ? — Lymphangites des gros vaisseaux lymphatiques. — Lymphangites réticulaires. — Œdème lymphangitique. — Ces lymphangites sont presque toujours aphlegmasiques. — Comparaison clinique et anatomo-pathologique entre les lésions des lymphatiques à la période du syphilôme primaire et les lésions des lymphatiques aux périodes ultérieures de la syphilis (Exemples).

C. — *Marche du virus syphilitique.* — Comparaison entre la marche du virus syphilitique et la marche du virus tuberculeux dans les expériences d'inoculation. — Le syphilôme primaire est-il un accident local, un foyer virulent où s'élabore le virus ou non ? — *Racines du chancre* : — Lymphatiques ; vasculaires sanguines ; conjonctives. — L'organisme est-il infecté d'une façon générale dans les premiers jours de l'apparition du syphilôme primaire ? — Discussion.

Messieurs,

Voici donc le chancre étudié complètement et suivi dans son évolution. Après l'étude du chancre vient celle de son satellite fatal, l'*adénopathie*.

A. Messieurs, l'adénopathie n'est pas une complication survenant par hasard, c'est au contraire le corollaire, le satellite fatal, obligé, nécessaire du chancre. Cette adénopathie s'accompagne fréquemment de *lésions des vaisseaux lymphatiques*, que nous aurons également à étudier.

L'ADÉNOPATHIE, a dit Ricord, accompagne aussi fatalement le chancre que l'ombre suit le corps. En effet, Messieurs, l'adénopathie peut être considérée comme constante ou du moins presque constante. Jullien, en réunissant plusieurs statistiques, nous montre que l'adénopathie a manqué, ou pour mieux dire n'a pas été constatée, seulement 37 fois sur 1367 chancres. Il est très difficile de déterminer d'une façon précise la date d'apparition de l'adénopathie. D'après Fournier elle se montre en général dans le deuxième septenaire qui suit le chancre. Peut-être, et cela paraît probable, se montre-t-elle plus tôt ; mais, en tous cas, elle n'est guère appréciable avant le septième jour. Il m'est arrivé plusieurs fois de voir des malades, et des malades très maigres (par conséquent chez lesquels l'exploration des ganglions était facile) au troisième ou quatrième jour de leur chancre. Ils n'avaient pas d'adénopathie inguinale.

Siège. — L'adénopathie se montre au niveau des ganglions où se rendent les lymphatiques partant de la région où siège le chancre. Ainsi par exemple, comme vous l'avez constaté dans nos salles, c'est au niveau des ganglions inguinaux qu'il faut chercher l'adénopathie des chancres des organes génitaux. C'est au niveau des ganglions sous-maxillaires que siège l'adénopathie d'un chancre de la lèvre. C'est à l'épitrochlée que siège l'adénopathie des chancres de la main.

Chez un étudiant dont je vous ai déjà parlé, c'est au creux poplité que se trouvait un gros ganglion lequel m'a fait découvrir un chancre situé entre les orteils. — Où siégeait l'adénopathie des chancres du sein chez les malades de notre service? C'était à l'aisselle.... Je pourrais multiplier ces exemples.

Messieurs, cette adénopathie primaire est en général une adénopathie poly-ganglionnaire. D'où le nom de pléiade que lui a donné Ricord. Chez les malades que je vous présente atteints de chancres de la verge, vous voyez que l'adénopathie inguinale se présente sous forme d'un chapelet de trois à six ganglions. Mais vous concevez bien que, selon la juste remarque de Fournier, l'adénopathie est fatalement monoganglionnaire, dans les régions où un seul ganglion est l'aboutissant exclusif d'un seul département tégumentaire.

Chez la petite fille que je vous présente atteinte d'un chancre de la commissure labiale, il n'existe qu'un seul ganglion sous-maxillaire, mais en revanche ce ganglion est volumineux. D'ailleurs, dans la pléiade ganglionnaire il y a presque toujours un ganglion plus volumineux que les autres. C'est sans doute le ganglion où aboutissent directement les vaisseaux lymphatiques partant du chancre, c'est le ganglion anatomique de Ricord.

Quant au *volume* de cette adénopathie, c'est, comme le dit Fournier, une adénopathie minime ou moyenne comme développement si on la compare aux ganglions de la strume, du cancer, de l'adénie, etc. Le volume du ganglion oscille entre celui d'un gros pois, d'une noisette, d'un œuf de pigeon. Parfois, ces ganglions peuvent être beaucoup plus gros, tel est le cas d'un homme de notre salle des vénériens, qui présentait des ganglions inguinaux gros comme des œufs de poule. Les adénopathies sous-maxillaires sont souvent volumineuses, tel est le cas de cette petite fille que je vous présente, qui porte un ganglion sous-maxillaire unique, mais gros comme une mandarine. Vous avez vu des ganglions de l'aisselle, consécutifs à des chancres du sein, gros comme de petites oranges.

La *consistance* de cette adénopathie présente quelque chose d'assez caractéristique. C'est une dureté *sui generis*, cartilagineuse, chondroïde, élastique. On croirait, dit Ricord, l'induration du chancre transportée dans les ganglions. Et en effet, Messieurs, il s'agit bien ici d'un syphilôme, d'un syphilôme ganglionnaire. Toutefois, ne vous abusez pas sur la valeur de cette consistance. Cette dureté ne présente qu'une valeur diagnostique relative ; elle peut ne pas être nette chez les syphilitiques, et d'autre part vous avez souvent constaté dans nos salles des adénopathies de consistance presque similaire chez des sujets nullement syphilitiques.

Les ganglions sont indépendants les uns des autres et des tissus voisins. Ils roulent sous le doigt. Cela tient à l'absence de réaction inflammatoire ambiante. Il ne s'agit pas ici d'inflammation ganglionnaire spécifique, mais de syphilôme ganglionnaire. Cette adénopathie est indolente. Il n'existe à son niveau ni douleur spontanée, ni douleur provoquée. Aussi les malades ignorent-ils souvent l'existence de cette adénopathie, aussi faut-il la chercher pour la trouver.

En effet, Messieurs, cette adénopathie est une adénopathie aphlegmasique. Elle ne s'accompagne ni de rougeur, ni de douleur, ni de chaleur, elle n'aboutit pas à la suppuration. Je le répète encore, c'est un syphilôme ganglionnaire, ce n'est pas une inflammation du ganglion. Cette absence de phénomènes inflammatoires explique l'absence d'adhérence, l'indépendance des ganglions qui roulent sous le doigt, l'absence de suppuration et de douleurs, la dureté spéciale de l'adénopathie, etc. De tout ceci résulte un fait d'une grande valeur diagnostique : le bubon suppuré témoigne contre l'hypothèse syphilis, contrairement à ce que pensent les malades.

Tels sont les caractères ordinaires, j'oserais presque dire constants, du syphilôme ganglionnaire primaire.

Cependant, dans certains cas, cette adénopathie peut se présenter sous un aspect anormal. L'adénopathie peut manquer ou, pour mieux dire, ne pas être constatée. Nous avons vu qu'elle n'a pas été constatée dans 37 cas sur 1367. Dans ces observations, il faut distinguer, car l'absence de constatation n'est pas la même chose qu'absence d'adénopathie. Or l'adénopathie peut échapper par suite de l'état lymphatique du malade dont les ganglions étaient engorgés antérieurement. Elle peut échapper par suite de l'embonpoint excessif de certains sujets. Le phagédénisme et d'autres accidents inflammatoires peuvent en outre masquer l'adénopathie. Mais dans certains cas (3 fois sur 265), l'adénopathie a manqué totalement (Fournier). Y aurait-il eu dans ces faits absorption directe du virus syphilitique par le sang? Il serait intéressant d'étudier avec soin dans des cas analogues la date d'apparition et l'évolution ultérieure des accidents secondaires. Nous y reviendrons.

L'adénopathie peut être anormale par son volume. Elle peut être minuscule. Elle peut être énorme. Les ganglions peuvent devenir gros comme des oranges. Vous l'avez constaté chez quelques-uns de nos malades, et en même temps vous avez pu observer que parfois ces ganglions devenaient douloureux et tendaient à s'enflammer. Je vous ferai remarquer en passant que le volume de l'adénopathie n'est pas toujours en rapport direct avec celui du chancre. Je vous ai montré récemment un malade atteint d'un chancre nain de la verge, et qui présentait une adénopathie inguinale considérable (1). On voit quelquefois les ganglions se grouper en une masse constituée par plusieurs ganglions

(1) Les ganglions étaient gros comme des œufs de dindon. Cas du n° 315 du *Recueil d'observations, service* hommes.

ɜunis entre eux par des cordons lympathiques très paissis, comme l'a bien montré Bassereau.

Très rarement, mais vous en avez pu voir cependant uelques exemples (N° 266 du recueil d'observations, ommes), les ganglions peuvent s'enflammer et suppurer. Cette inflammation simple se montre à la suite 'irritations diverses (marche, fatigue exagérée, irritaon du chancre, herpès, blennorrhagie, etc.). C'est, en omme une adénite inflammatoire simple, greffée sur n syphilôme ganglionnaire. Cette adénite inflammaoire simple peut ne pas s'abcéder. Dans d'autres cas, il ɜ fait une suppuration ganglionnaire qui évoluera absoument comme une adénite suppurée ordinaire.

Parfois les ganglions syphilitiques pourront s'abcéer parce que le chancre est un chancre mixte, ce ne ɜra alors que l'adénite du chancre simple, greffée sur n syphilôme ganglionnaire. Cette adénite du chancre mple pourra donc, comme les adénites chancrelleuses, ɜre inflammatoire simple ou chancreuse.

Chez les scrofuleux, les ganglions lymphatiques se ɜunissent quelquefois en masses volumineuses. Puis ɜs ganglions se ramollissent, perdent leur dureté. Ils nissent souvent par s'abcéder, s'ouvrir à l'extérieur, issant à leur suite des fistules, des orifices sécrétant endant longtemps un pus de mauvais aspect. C'est le anglion syphilitico-strumeux. Ce sont les écrouelles yphilitiques de quelques médecins. Il serait intéressant ɜ rechercher si le pus qui s'écoule de ces écrouelles ɜut être inoculable en série aux animaux, et s'il conent des bacilles. J'en ai vu il y a quelques années, lusieurs exemples intéressants. Dans un cas même, ɜs écrouelles bi-inguinales, accompagnées de fistules, 'engorgements des ganglions iliaques, etc., nécessitèɜnt une opération chirurgicale grave qui fut pratiquée ır mon ami le Dr Reverdin (de Genève).

Messieurs, on a beaucoup discuté pour savoir si l'adéɔpathie primaire se limite au premier groupe de ganglions où aboutissent les lymphatiques partant du chancre. Cette discussion est réellement oiseuse. La clinique, l'analogie, l'expérimentation, la pathologie générale, tout nous porte à croire que cet envahissement ganglionnaire se fait successivement et de proche en proche. D'ailleurs, dans trois autopsies, Fournier a pu prouver anatomiquement que l'adénopathie primaire de chancres génitaux ne s'était pas limitée seulement aux ganglions inguinaux, mais avait envahi les ganglions iliaques. (Cependant, il faut remarquer, comme le dit Jullien d'après une statistique de Horteloup, que les ganglions iliaques sont assez souvent pris chez des sujets non syphilitiques.)

J'ai vu en 1879, dans le service de mon maître Lailler, un malade atteint de chancre infectant de la verge chez lequel survint, pendant la période primaire, un engorgement tellement considérable des ganglions iliaques, que cette tumeur, grosse comme une tête de fœtus, simulait par son aspect une tumeur maligne du bassin et fut même prise pour telle par quelques chirurgiens. Il me paraît certain que cet envahissement des ganglions lymphatiques se fait de proche en proche. J'ai vu des cas de chancres céphaliques où les ganglions des régions sus-claviculaires ou sterno-mastoïdiennes paraissaient se prendre les uns après les autres, un à un, comme si le virus syphilitique était passé lentement et successivement d'un ganglion dans l'autre.

L'*évolution* du syphilôme ganglionnaire primaire est très lente, beaucoup plus lente que celle du chancre; c'est-à-dire que le chancre étant disparu depuis longtemps, l'adénopathie primaire persiste encore avec tous ses caractères. En général, vous trouverez encore l'adénopathie primaire deux, trois et même six mois après la disparition du chancre, comme vous pouvez le constater sur la série de malades que je vous présente. Voici même d'autres malades chez lesquels l'adénopathie primaire persiste encore huit mois, onze mois et même trente mois après la disparition du chancre.

Vous concevez de quelle importance diagnostique est la persistance de ce compagnon fatal, qui survit au chancre. — Au bout d'un temps variable, lentement, spontanément, d'une façon latente, on voit diminuer, se résorber et finalement disparaître, le syphilôme ganglionnaire.

L'adénopathie primaire présente donc une importance diagnostique considérable. Ici nous devons distinguer deux cas :

1° *Lorsque le chancre existe* encore, elle peut être d'une grande importance diagnostique, soit que le chancre se trouve masqué par suite de son siège même, soit qu'il se trouve masqué par d'autres lésions. C'est ainsi que l'adénopathie sous-maxillaire pourra vous mettre sur la trace d'un chancre céphalique plus ou moins dissimulé. C'est ainsi que, cherchant en vain le chancre ou son vestige chez un étudiant en médecine, couvert de syphilides cutanées et muqueuses précoces, ce fut un gros ganglion du creux poplité qui me fit demander au jeune homme d'enlever bottine et chaussette, et me fit découvrir entre deux orteils un magnifique chancre cutané passé complètement inaperçu. Vous avez vu plusieurs fois dans le service l'engorgement caractéristique des ganglions inguinaux nous faire émettre le diagnostic « chancre infectant probable » chez des malades dont les chancres du gland se trouvaient masqués par un phimosis avec œdème considérable du prépuce. Dans d'autres cas, bien que le chancre soit *vu*, on hésite. L'examen des ganglions vient souvent enlever toute hésitation. Dernièrement encore, l'un de vous hésitant devant une petite érosion de la verge, qu'il prenait pour une chancrelle, fut étonné de me voir poser le diagnostic de chancre infectant d'après l'état des ganglions.

C'est ainsi que des médecins atteints de chancres du doigt feraient bien de tâter leurs ganglions épitrochléiens avant de considérer leurs lésions comme une prétendue tourniole. C'est ainsi encore que le chirurgien dont je vous ai parlé déjà n'aurait pas pris et opéré pour une fistule lacrymale un chancre de l'angle de l'œil. Il est vrai que ce chirurgien semblait ignorer la valeur diagnostique de l'adénopathie primaire, puisqu'il incisa en outre un gros ganglion parotidien, secondaire à ce chancre de l'œil.

2° Le *chancre disparu*, l'adénopathie primaire constitue un signe d'une grande importance diagnostique. C'est, selon la remarque de Fournier, un témoin posthume du chancre. C'est l'adénopathie qui nous fait dire qu'un chancre a dû siéger dans telles régions tégumentaires dont les lymphatiques aboutissent à tels groupes ganglionnaires. Vous en avez vu cette année de beaux cas dans le service. Vous vous souvenez de ce petit garçon chez lequel l'engorgement des ganglions inguinaux nous a mis sur la trace d'un chancre anal ; vous vous souvenez de ce boulanger couvert de syphilides papulo-crustacées qui niait tout chancre avec la meilleure foi du monde, et chez lequel l'engorgement de quelques ganglions de l'aine nous montra qu'il avait eu il y a quelque temps un chancre du prépuce. Chez la petite fille de notre salle Saint-Henri que je vous présente, c'est un gros ganglion sous-maxillaire qui nous a montré la porte d'entrée du virus syphilitique au niveau de la commissure labiale gauche, et qui nous a permis de découvrir que cette petite fille avait été infectée en buvant dans un bol souillé par les lèvres couvertes de plaques muqueuses d'une de ses camarades d'atelier. — Le recueil d'observations du service contient bien d'autres faits de ce genre. Je termine cette série d'exemples par l'anecdote suivante, tirée de ma pratique privée. Un client vient il y a quelque temps me trouver, le tronc couvert d'une roséole confluente, etc. Il n'a, dit-il, jamais eu de chancre. Je l'examine des pieds à la tête; de chancre, nul vestige. Je vais à la chasse aux ganglions. Je trouve un gros ganglion sous-maxillaire, dur, roulant sous le doigt, et je finis ainsi par trouver un chancre de la gencive.

Donc, Messieurs, n'oubliez pas ce précepte de Ricord, allez à la chasse aux ganglions.

B. Lymphangites. — Messieurs, ce ne sont pas seulement les ganglions où se rendent les vaisseaux lymphatiques partant de la région où siège le chancre qui se trouvent pris à la période primaire. Vous concevez très bien que, théoriquement, les vaisseaux lymphatiques qui conduisent le virus du chancre aux ganglions doivent être pris. En effet, ces lymphangites sont assez fréquemment perceptibles cliniquement pendant la durée du premier syphilôme, et peuvent même persister après lui. Si ces lymphangites ne sont pas cependant aussi constamment perceptibles *cliniquement* que l'est l'adénopathie primaire, il n'en résulte pas pour cela qu'elles manquent au point de vue anatomique ; elles sont seulement tellement minimes qu'elles échappent à nos sens.

Les lymphangites partant du chancre se rencontrent une fois sur cinq, a dit Bassereau. Il me paraît probable que leur fréquence aurait été considérée comme plus grande par ce grand syphiligraphe, s'il avait aussi compté dans ses statistiques les *lymphangites réticulées* et les *œdèmes lymphangitiques*. Ces lymphangites se rencontrent surtout dans le cas de chancres des organes génitaux. Cependant elles s'observent aussi dans les chancres d'autres régions du corps. Et je me souviens avoir vu, en 1878, quand j'avais l'honneur d'être interne de mon maître le professeur Vulpian à l'hôpital de la Charité, un chancre infectant du dos de la main, accompagné de deux beaux cordons lymphangitiques de l'avant-bras. Cette lymphangite de la période primaire peut se faire soit dans les gros vaisseaux, soit au contraire se produire dans les petits vaisseaux et se présenter sous l'aspect de lymphangite réticulée ou d'œdème lymphangitique. Les deux formes coïncident d'ailleurs fréquemment, comme vous le constatez journellement dans mes salles.

Les *lymphangites des gros vaisseaux* lymphatiques donnent à la palpation la sensation de ficelles dures partant du chancre et roulant sous le doigt. Parfois ces espèces de ficelles présentent sur leur trajet des nouures qui correspondent aux valvules des vaisseaux lymphatiques. Il peut y avoir ainsi plusieurs cordons en général plus ou moins parallèles, souvent il n'existe qu'un seul cordon. Le type de ces lymphangites est la lymphangite dorsale de la verge que vous pouvez constater avec une grande netteté sur les 8 malades que je vous présente. Cette lymphangite dorsale de la verge a été longtemps considérée comme une phlébite de la veine dorsale de la verge, ou bien comme un épaississement du tissu conjonctif entourant l'artère et la veine dorsale; Auspitz et Unna soutiennent même encore cette opinion. Mais Bassereau a bien montré anatomiquement, il y a plusieurs années, qu'il s'agit là d'une lymphangite (1). Il ne faut pas oublier non plus que souvent l'artère et la veine dorsale de la verge se trouvent englobées avec le lymphatique ou les lymphatiques qui les accompagnent dans une sorte d'étui de tissu conjonctif atteint d'œdème inflammatoire. D'ailleurs il se peut fort bien que suivant les cas, suivant que l'absorption se fait surtout par le sang ou par les lymphatiques, il y ait plutôt phlébite que lymphangite

(1) Cette démonstration faite il y a longtemps par Bassereau, vient d'être vérifiée de nouveau anatomiquement par le professeur Neumann, de Vienne (*Société Royale de médecine de Vienne*, 20 mars 1885).

dorsale de la verge. Parfois ces traînées lymphangitiques se trouvent groupés sous forme de cordons aplatis ou de réseaux. Ceci s'observe surtout dans le pli génito-crural. Vous pouvez sentir sur ces deux malades des espèces de ficelles réunissant les ganglions inguinaux. Ce ne sont autre chose que des cordons lymphangitiques.

Il se montre souvent au voisinage du chancre des *lymphangites réticulaires* présentant la forme de plaques ou de noyaux gros comme des pois ou des haricots et simulant par conséquent les indurations secondaires dont je vous ai parlé à propos des complications du chancre. Ces lymphangites réticulaires en plaques ou en nodules peuvent être accolées au chancre ou, au contraire, en être distantes. Elles s'accompagnent souvent d'un œdème parfois accentué de la région, œdème qui dans certains cas persiste, devient pour ainsi dire chronique et aboutit à l'œdème dur et à la déformation des parties. Je vous en ai montré de beaux exemples à la verge et aux grandes et petites lèvres. En voici de nouveaux cas.

De même que l'adénite primaire ou syphilôme ganglionnaire, ces lymphangites qui accompagnent le syphilôme primaire sont en général indolentes, aphlegmasiques; elles passent souvent inaperçues, il faut les chercher, elles ne suppurent pas. En un mot, elles présentent les caractères ordinaires des syphilômes des périodes primaires.

Dans des cas très rares on a vu les noyaux lymphangitiques s'abcéder, ou l'on a vu se former le long du trajet d'un vaisseau lymphatique induré un abcès, lequel finissait par s'ouvrir en donnant issue à un liquide séro-purulent. Ces abcès ont parfois donné naissance à une fistule pouvant être cathétérisée, fistule lymphatique difficile à guérir et durant longtemps (Ricord, Basse-reau, Lailler, Horteloup, Jullien, etc.).

Messieurs, il est intéressant de comparer rapidement

les lésions des lymphatiques à la période du syphilôme primaire avec celles que l'on observe dans les périodes plus tardives de la syphilis, dans les périodes dites secondaires et tertiaires.

Vous savez que peu à peu, successivement, lentement, on voit dans les premiers mois qui suivent l'apparition du chancre se prendre successivement tous les ganglions de l'économie. Or ces ganglions ainsi engorgés présentent des caractères cliniques absolument semblables à ceux de l'adénopathie dite primaire. Palpez les ganglions lymphatiques cervicaux de ces différents malades au début de la période dite secondaire et vous retrouvez sur ces ganglions tous les caractères que je vous ai indiqués à propos de l'adénopathie dite primaire. Comme les ganglions de l'adénopathie primaire, ils sont durs, ils roulent sous le doigt, ils sont multiples, ils sont aphlegmasiques. Comme eux, ce sont des syphilômes ganglionnaires résolutifs pouvant parfois persister longtemps et survivre de plusieurs mois et même d'un ou deux ans aux éruptions syphilitiques avec lesquels ils coïncidaient. Comme l'adénopathie primaire, ils peuvent exceptionnellement subir la dégénérescence syphilitico-strumeuse, comme eux ils peuvent dans des cas très rares s'enflammer, s'abcéder, exemple : les abcès rétropharyngiens d'origine ganglionnaire bien décrits par Fournier; exemple, le nommé B....., que vous avez vu encore dernièrement, et chez lequel des ganglions sous-maxillaires secondaires se transformèrent en un adéno-phlegmon qui nécessita l'intervention chirurgicale de mon collègue et ami le professeur Follet. — De même que l'adénopathie primaire, ces adénopathies secondaires peuvent s'accompagner de lymphangites en cordons ou de lymphangites réticulées presque toujours également résolutives. Enfin il n'est pas jusqu'à l'anatomie pathologique comparée de l'adénopathie primaire et secondaire qui ne vienne encore accentuer cette ressemblance. Lisez dans les leçons de Cornil sur la syphilis la description histologique des ganglions primaires et secondaires et vous verrez que leur structure histologique est la même. Vous verrez que l'état lobulé que présentent les ganglions syphilitiques quand on leur a enlevé leurs capsules, tient, comme l'a bien montré Cornil dans les deux cas : à l'épaississement de la capsule ganglionnaire, à l'épaississement du tissu conjonctif des cloisons fibreuses étendues de la capsule au hile, à la tuméfaction du tissu réticulé fin du ganglion, et à l'augmentation du nombre des éléments des sinus lymphatiques; comme vous pouvez également le constater sur ces préparations. En un mot, vous voyez qu'il s'agit ici d'adénites et de lymphangites, spécifiques, ou mieux de syphilômes des ganglions lymphatiques, syphilômes en général résolutifs.

Dans les périodes plus tardives de la vérole, alors que se montrent les syphilômes non résolutifs, il se produit parfois des syphilômes ganglionnaires et des lymphangites gommeuses, non résolutives en général, bien décrites par mon maître Lailler. Je vous en ai déjà parlé. J'aurai à y revenir plus tard (1).

Messieurs, nous avons vu tout à l'heure que les ganglions à la période du syphilôme primaire se prennent successivement et anatomiquement.

---

(1) Ces adénites et lymphangites de périodes dites secondaires et tertiaires peuvent se rencontrer primitivement, sans paraître tirer leur origine d'une lésion tégumentaire, d'un syphilôme tégumentaire visible ou appréciable cliniquement tout au moins (adénites de la période dite secondaire ; écrouelles syphilitiques proprement dites des périodes tardives, etc.).

Dans d'autres cas au contraire, elles sont en rapport avec une lésion spécifique du tégument (adénites cervicales symptomatiques de papules croûteuses du cuir chevelu à la période dite secondaire, lymphangites partant d'un foyer gommeux, etc.). Dans ce cas elles sont symptomatiques et comparables en entier aux adénites et lymphangites symptomatiques du syphilôme primaire.

C. 1° *Marche du virus.* — Ces faits cliniques et anatomiques ont une grande importance théorique. Ne démontrent-ils pas, en effet, que le virus syphilitique chemine lentement du chancre aux ganglions voisins, puis aux autres ganglions par l'intermédiaire des vaisseaux lymphatiques qui l'absorbent lentement? En un mot, l'absorption du virus ne paraît-elle pas se faire lentement et de proche en proche par les lymphatiques?

Cette opinion est d'ailleurs complètement d'accord avec la pathologie générale. Inoculons, par exemple, un animal sous la peau avec du virus tuberculeux. Nous voyons également se prendre le ou les ganglions qui aboutissent au foyer d'inoculation, à ce tuberculôme primaire qui présente avec le chancre syphilitique une telle analogie, que mon ami le Dr Hippolyte Martin, auquel nous devons des recherches si importantes sur la tuberculose, lui a donné le nom de chancre tuberculeux. J'ai moi-même inoculé bien des fois et de bien des façons diverses espèces animales avec des produits tuberculeux, et j'ai bien souvent été frappé par l'existence de ces lymphangites et de ces adénites spécifiques existant au niveau des lymphatiques aboutissant à mon foyer d'inoculation, à ce que, par comparaison avec le syphilôme primaire, j'appellerais volontiers le *tuberculôme primaire.*

J'ai observé des faits analogues dans mes inoculations expérimentales de lupus, (Voir Leloir, *Nature du lupus vulgaris.* Communication au Congrès international des sciences médicales de Copenhague, *Progrès médical*, 1884), et j'ai été frappé de l'analogie qui existe dans certains cas entre ces inoculations tuberculeuses expérimentales, ces inoculations de lupus et ce que la clinique et de coupables expériences nous ont montré chez l'homme. Si j'osais pousser plus loin la comparaison, je dirais que le *tuberculôme primaire expérimental correspond au syphilôme primaire.* Que les lymphangites et adénites partant de ce tuberculôme primaire correspondent aux lymphangites et adénites compagnes du chancre.

Les différences de durée dans l'apparition des accilents de ces deux maladies virulentes ne sont même as toujours aussi grandes qu'on pourrait le croire au remier abord. J'ai souvent vu le chancre tuberculeux, remière réaction du virus au niveau du point inoulé, ne se montrer qu'une huitaine de jours et plus près l'inoculation. J'ai souvent vu dans mes expéiences l'explosion de la tuberculose plus ou moins généralisée ne se montrer que six semaines et même plus près l'apparition du tuberculôme primaire (1).

Vous voyez que dans ces conditions nous sommes oin de l'opinion de Ricord, qui faisait du chancre infecant le premier des accidents secondaires. Vous voyez ue pour nous le syphilôme primaire *et ses racines* oivent être considérés, *pendant un certain temps*, omme un accident local. A ceux qui n'admettraient as cette opinion, à ceux qui voudraient faire du syphiôme primaire *le retentissement local d'un état général*, nous rappellerons seulement que les lésions uberculeuses des différents tissus et viscères, même orsqu'elles étaient on ne peut plus localisées, ont été ien longtemps considérées comme des manifestations ocales d'un état général, et que cependant, depuis uelques années, personne ne peut plus nier les tuberuloses locales.

---

(1) Rappelons ici en terminant que Bümm (*Vierteljahresschrift ir Dermatologie*, 1882) a montré que le virus syphilitique cistait dans les ganglions par l'inoculation de parcelles de ces anglions à un sujet sain.

Rappelons encore que, dans les périodes plus tardives de la véole, les ganglions lymphatiques seraient pour Virchow, Kirhofer, etc., de véritables entrepôts de virus syphilitique. es fluxions ganglionnaires (Billroth) seraient la cause du tour du virus dans le sang, et de l'explosion de nouveaux cidents syphilitiques. Il y aurait là d'intéressantes recherches à ire.

2° *Racines du chancre.*—Donc, Messieurs, il paraît très probable que les lésions des vaisseaux lymphatiques, *au début* de la période primaire tout au moins, constituent *une* des racines du chancre; racines se développant vite sans doute, racines s'étendant sans doute rapidement au loin, mais enfin racines (1).

Donc, je pense que le chancre et ses *racines* sont, *au début*, des accidents locaux. C'est de cette sorte de pieuvre enchâssée dans les tissus que le virus diffuse dans le reste de l'organisme.

Mais, Messieurs, les lymphatiques constituent-ils la seule racine du chancre? Non, probablement. Il est possible que les vaisseaux sanguins voisins du chancre, dont les altérations ont été bien décrites par Auspitz et Unna, Cornil, etc., doivent aussi, dans certains cas, être considérés comme les racines du chancre. On peut supposer que, ainsi que l'a surtout bien montré pour l'infection purulente, mon maître regretté le professeur Parise (de Lille), et ainsi que Weigert l'a bien montré pour la tuberculose miliaire aiguë, l'infection peut se faire aussi directement dans le *sang* lorsqu'il existe une *phlébite syphilitique* comparable à la phlébite suppurée que Parise vous a montrée dans toutes ses autopsies d'infections purulentes, et comparable aussi à la phlébite tuberculeuse que Weigert a constatée dans la plupart des cas de tuberculose miliaire aiguë.

Enfin, il est vraisemblable qu'aux deux racines précédentes on doive en ajouter une troisième, c'est-à-dire l'envahissement de proche en proche du tissu conjonctif par le virus syphilitique, comme le professait notre com-

(1) Il est possible que, dans certains cas, ces lymphangites, lorsqu'elles siègent au niveau de certains gros vaisseaux lymphatiques, soient comparables aux lymphangites tuberculeuses dont l'importance pathogénique a été bien mise en lumière par Ponfick dans certaines tuberculoses miliaires aiguës.

patriote, le regretté Küss (de Strasbourg). Les indurations de voisinage, certains syphilômes chancriformes des périodes primaires, sont des manifestations qui plaideraient en faveur de cette théorie. D'ailleurs, le tissu conjonctif n'est autre chose que l'origine du système lymphatique (Ranvier).

Il serait intéressant de pouvoir déterminer si les variétés dans la rapidité d'absorption du virus et partant les différences que l'on observe dans l'apparition des phénomènes d'infection générale, ne sont pas en rapport avec les variétés (passez-moi l'expression) radiculaires précédentes. Cette hypothèse est séduisante, mais presque impossible à vérifier, car toutes les racines précitées doivent coexister dans la majorité des cas, si ce n'est toujours.

Donc le chancre, Messieurs, est un foyer virulent. Donc ce foyer virulent doit être considéré comme l'une des sources de l'infection générale de l'organisme. Il n'est pas la réaction locale d'un état général ; il n'est pas le premier des accidents secondaires.

Est-ce à dire que, lorsque le chancre se montre, l'organisme ne soit pas infecté? Peut-on considérer cette apparition précoce du syphilôme primaire comme dépendant seulement de l'accumulation considérable du virus en un point du tégument, bien qu'il existe déjà du virus disséminé dans le reste de l'organisme (1)? Ou, au contraire, le chancre *au début* et ses racines sont-elles uniquement un foyer dans lequel se multiplie le virus, foyer local d'où part l'infection générale?

Vous voyez que je penche vers cette deuxième hypothèse. Mais je suis éclectique. Le chancre, au début, semble être un foyer local, mais ses *racines* le sont

---

(1) La plus grande abondance du virus au niveau du point d'inoculation, la pullulation plus précoce du microbe spécifique en ce point, son siège plus superficiel et en partie épidermique pourraient expliquer l'apparition précoce du syphilôme primaire ?

aussi. Or, comme ces racines peuvent être très nombreuses et étendues, comme nous ne savons pas d'une façon précise l'époque à laquelle elles se développent, il est difficile de dire où s'arrête l'infection.

D'ailleurs, s'il était prouvé que le virus syphilitique puisse, dans certains cas, pénétrer de suite et directement dans le sang; si, comme le dit le professeur Neisser, les bactéries de la syphilis arrivaient parfois directement et immédiatement dans la circulation générale, le chancre devrait être considéré comme un premier syphilôme dont l'apparition précoce dépendrait seulement de l'accumulation plus considérable du virus en un point du tégument.

Quoi qu'il en soit de la discussion précédente, le chancre paraît être un foyer où le virus pullule, où le virus se multiplie. Donc, quand on le peut, il faut enlever le chancre, mais il faut l'enlever avec ses racines, comme le dit si bien Diday. (*Semaine médicale*, 1882.) Mais comme les ganglions constituent une des principales racines du chancre, il faudrait aussi les enlever. Vous voyez d'ici les difficultés pratiques d'une pareille méthode. Cependant, ainsi que nous le verrons tout à l'heure, certains auteurs (Bümm, etc....) les ont enlevés (1).

---

(1) Diday et Doyon, dans leur annotation à la *Syphilis bactérienne de Neisser*, sont partisans de cette « éradication de la syphilis ». (Diday). Ces deux éminents syphiligraphes lyonnais ont entrepris avec le professeur Arloing de Lyon une série d'expériences (en opérant sur une maladie analogue à la syphilis pour connaître expérimentalement la limite du temps où l'excision des ganglions conserve encore le pouvoir de prévenir l'infection générale). Mais, en admettant que ces expériences faites avec le virus tuberculeux leur donnent des résultats, il serait difficile d'établir une comparaison exacte au point de vue du temps entre l'absorption par voie lymphatique du virus tuberculeux et l'absorption par voie lymphatique du virus syphilitique.

DOUZIÈME LEÇON.

OMMAIRE. — *Etat général de l'organisme pendant la période de syphilôme primaire.* — L'organisme est-il infecté tout entier à cette période ou non? — Période dite de deuxième incubation. — Sa durée. — Cette durée peut-elle être modifiée dans certaines conditions? Dans quelles conditions? Exemple. — Importance pratique de la connaissance de cette période de deuxième incubation.

Pronostic du chancre : I. Au point de vue local; II. Au oint de vue général.

A. Pronostic tiré de l'aspect mauvais du chancre. — Sa leur. — Syphilis graves précédées d'un syphilôme primaire ulreux. — Exemples. — Discussion. — Etiologie des syphilis aves et des syphilis malignes précoces. — Pronostic immédiat. onostic d'avenir. Exemples et discussion. — *B. Pronostic tiré l'aspect bénin du chancre.* — Pronostic immédiat. — Pronos- d'avenir. — Exemples. — Discussion. — Conclusions générales.

Messieurs,

Quoi qu'il en soit de la discussion précédente, il est rtain que, *cliniquement*, l'organisme ne présente pas signe réactionnel indiquant une infection générale rsque le chancre se montre. Et pendant une longue duie encore (30 à 40 jours environ), le syphilôme primaire l'adénopathie qui l'accompagne sont les seuls signes 'infection qui existent. C'est la période primaire à laquelle quelques auteurs ont donné le nom de deuxième icubation.

Lorsque éclate le feu d'artifice du début de la période ite secondaire, le syphilôme primaire peut certes xister encore. Mais s'il existe encore, ce qui est loin 'être la règle, il est en voie de réparation, de disparition. onc, cette période dite de deuxième incubation qui, elon moi, serait mieux appelée période du syphilôme primaire, s'étend de la date d'apparition du syphilôme primaire à la date d'explosion des phénomènes de la période dite secondaire.

Nons venons de voir que *nous ne savons rien sur l'état général de l'organisme pendant cette période du syphilôme primaire.* Car si le virus existe déjà dans le sang en ce moment, ce qui n'est pas encore démontré d'une façon absolue pour le début de cette période, il est en tous cas certain qu'il ne réagit pas sur l'état général de l'organisme par des phénomènes cliniquement appréciables (1).

Quant aux altérations du sang (diminution des globules rouges, etc.) décrites par Ricord et Grassi, puis par Wilbouchewitch de Moscou (1874), et Keys (1876), je n'ai pas à vous en parler ici. Car, bien que ces recherches aient été faites sur des sujets encore porteurs de leurs chancres et dont un certain nombre ne présentaient pas encore de lésions tégumentaires, il n'en est pas moins vrai que ces sujets étaient au début de la période dite secondaire. Ainsi Fournier nous dit dans ses annotations aux leçons de Ricord sur le chancre, lorsqu'il relate à la page 189 de ce livre les recherches de Grassi et Ricord « une remarque de la plus haute importance, c'est que les malades qui ont servi à ces expériences se trouvaient tous à une époque très voisine du début de l'infection, c'est-à-dire à une période ou la

(1) La démonstration de l'absence d'infection générale au début du chancre, la durée de cette période ne pourront être déterminées d'une façon précise que lorsqu'un grand nombre d'inoculations de chancre faites au porteur dès le début de l'apparition du chancre auront démontré l'inanité ou la valeur des hypothèses précédentes. Si l'on peut établir comme règle que le chancre n'est plus inoculable au porteur à une certaine période de son développement (quelle époque ?) il n'en est pas moins vrai que dans quelques cas, très rares d'ailleurs, dont je vous ai parlé dans la dixième leçon, le chancre infectant a pu être inoculé à son porteur. La question est donc loin d'être actuellement résolue, et mieux vaut ici rester dans un doute méthodique qu'affirmer hâtivement.

énétration du virus dans l'économie et son irradiation ans l'organisme se révèle par des phénomènes de hloro-anémie, qu'en général on ne rencontre pas dans n stade plus avancé de la vérole (faiblesse, lassitude, dé-oloration des téguments, palpitations, migraines, etc). »

Donc, dans ces cas, les malades n'en étaient plus à la ériode du syphilôme primaire, mais au début de la ériode secondaire ; à cette époque où comme le disait wediaur « les malades sont atteints d'une fièvre d'une spèce lente, avec un pouls faible et accéléré, avant que virus syphilitique existant dans le système du corps, roduise des éruptions à la peau, ou autres effets isibles. » Nous étudierons donc ces lésions sanguines vec la période dite secondaire dont elles constituent le ébut, dont elles annoncent l'exanthème, comme la èvre annonce l'éruption dans une fièvre éruptive.

Combien de temps dure cette période du syphilôme rimaire ou de deuxième incubation ? Ici encore, essieurs, l'expérimentation et la clinique nous viennent épondre d'une façon précise et nous apprennent que durée moyenne de cette période est de 40 à 50 jours, 6 à 7 semaines, de 45 jours (Fournier).

Telle est la règle générale. Mais, dans certains cas, ette durée peut être plus longue ou plus courte. On l'a ue descendre à 35 jours (Fournier), à 28 jours (Diday), 25 jours (Mauriac). On l'a vue monter à 60 jours ournier), à 70 jours (Diday), à 90 jours (Mauriac), à 10 jours (inoculations expérimentales de Lindwurm), à 0 jours (inoculations de l'Anonyme du Palatinat), à 9 jours (inoculations de Rinecker), à 170 jours (inocu-tions de Vidal). *Quelques-unes des conditions qui odifient la durée de cette période du syphilôme imaire semblent pouvoir être déterminées dans rtains cas.* On a dit qu'elle était plus courte chez les jets affaiblis, cachectisés. C'est là une opinion qui ne ppuie sur aucun fait suffisamment précis, et je vous ai montré plusieurs fois, dans mon service, des malades vigoureux à incubations courtes et des malades cachectiques à incubations longues.

En revanche, nous possédons quelques données sur les conditions qui paraissent augmenter la durée de cette période du syphilôme primaire. Diday et Doyon, Neisser ont signalé le phagédénisme comme pouvant retarder l'explosion des accidents secondaires. Il semblerait que cette période soit plus longue chez les syphilitiques soumis de bonne heure au traitement spécifique, et Keyes a vu dans ce cas la période de deuxième incubation durer près de quatre mois. Il semblerait que le froid puisse prolonger également cette durée et je crois en avoir observé un exemple à Paris pendant le rigoureux hiver de 1879 (la période primaire dans ce cas a duré plus de trois mois). D'après certains médecins, la première incubation serait souvent plus longue dans les pays froids (Norwège, etc). L'on songe involontairement devant ces faits aux belles expériences de Pasteur, aux recherches de Gibier, sur l'action de la température extérieure dans la multiplication de la bactéridie charbonneuse chez les animaux (poule, grenouille).

Une maladie intercurrente peut retarder d'une façon parfois notable l'explosion des accidents secondaires. Exemple : Le malade que vous avez vu (n° 106 du recueil d'observations, hommes) dans notre service, chez lequel une fièvre jaune semble avoir retardé de neuf mois l'explosion des accidents secondaires. — Cette observation, comme vous le savez, est aussi très importante au point de vue de la gravité de la syphilis chez les paludéens (j'y ai insisté dans une clinique sur ce sujet). La voici résumée en deux mots :

Observation recueillie par M. Masson, interne du service : Julien C.., 30 ans, peigneur de lins, très vigoureux, s'engage, à l'âge de vingt ans, au service de la Hollande pour les Indes néerlandaises. Il débarque à Java en 1876. En 1877, fièvres paludéen-

; type tierce, qui furent traitées dès le début par le sulfate de nine, mais qui revenaient encore de temps en temps (en 1878, '9-80, 81, 82, 83, 84, etc.). En janvier 1882, il contracta un ıncre infectant de la face dorsale de la verge, dans la rainure ano-préputiale à gauche. Ce chancre a laissé une cicatrice blanıtre superficielle. En même temps, il y eut engorgement non ıloureux des ganglions inguinaux. Environ un mois au plus 'ès l'apparition du chancre, il était encore complètement indemne tout accident secondaire. (Le malade est très intelligent et s'est ;ervé minutieusement). Or, à cette époqne, c'est-à-dire un mois 'ès l'apparition du chancre, il contracte la fièvre jaune. Il dut 'der le lit huit mois. Pendant cette époque, il l'affirme catégori-;ment, il s'est observé, et on l'a observé avec soin, il ne serait venu aucun accident secondaire. Ce n'est qu'à la fin de la conescence de cette fièvre jaune, c'est-à-dire *huit à neuf mois* 'ès l'apparition du chancre que se montra la roséole syphili-ıe (que le malade attendait chaque jour, sachant très bien par camarades du régiment ce qu'est la vérole). Quelques jours :ès, céphalée, plaques muqueuses de la gorge et de l'anus, ıte des cheveux, etc. Les accidents syphilitiques ultérieurs ent très graves, comme vous l'avez pu constater dans nos les.

Pour terminer cette question de la période de uxième incubation, remarquons qu'il n'existe pas de ɔport précis entre la durée de l'incubation du chancre celle de l'époque d'apparition des accidents seconires. Il n'y a pas non plus de corrélation précise entre nature du liquide virulent et la durée de l'incubation nonyme du Palatinat). Nous ne savons pas non plus les incubations longues indiquent une vérole grave, réciproquement.

Donc, retenez-bien ceci, la période du syphilôme ımaire dure en moyenne 45 jours. Il est inutile d'inter sur l'importance du fait au point de vue théorique, ıtique, médico-légal, etc.

Pronostic.

Le pronostic du chancre en tant qu'accident *local* est général peu sérieux. Néanmoins, il peut, dans certains cas, être l'origine de troubles fonctionnels, d'altérations d'organes importants, d'ulcérations, etc., dont je vous ai parlé à propos des complications du chancre. Il en est de même de l'adénopathie primaire.

Mais, au point de vue du pronostic général, c'est tout à fait autre chose. C'est la vérole avec toutes ses conséquences.

I. PRONOSTIC TIRÉ DE L'ASPECT MAUVAIS DU CHANCRE. —A. *Syphilis malignes, précoces ou graves, précédées d'un syphilôme primaire ulcéreux.* — L'aspect mauvais du chancre peut annoncer parfois que la vérole est sur un mauvais terrain. Mais cet aspect mauvais n'indique pas pour cela certainement qu'il y ait virulence plus grande comme l'avait pensé Diday en 1863. « Le chancre, a dit Bassereau, est la pierre de touche de l'organisme ». Mais, jusqu'ici, il est difficile d'affirmer d'une façon certaine qu'il est la pierre de touche de la virulence. Ainsi que le remarquent Besnier et Doyon dans leurs annotations à la traduction de Kaposi, « la même raison tout individuelle qui fait l'accident initial excessif, fera également excessifs les accidents consécutifs. »

C'est ainsi (et vous en avez vu de nombreux exemples dans nos salles) que l'aspect grave de certains chancres et des accidents qui leur succèdent immédiatement paraissent dépendre de l'altération de l'organisme consécutive à différentes causes cachectisantes, à différentes causes entraînant ce que l'on appelle la misère physiologique ; ainsi, par exemple, l'âge avancé du sujet, la grossesse, les convalescences longues, peut-être la scrofulo-tuberculose (Hardy (1), les traumatismes, peut-

---

(1) Vous venez de voir récemment dans mon service un beau cas de syphilis maligne précoce, ayant débuté par un chancre fortement ulcéreux. Dans ce cas, on trouve seulement, comme pouvant expliquer la gravité précoce d'une pareille vérole, des signes évidents de tuberculose pulmonaire. — Voici brièvement résumée

être les émotions morales, Dubuc, Ory, Jullien. L'alcoolisme, comme vous le constatez tous les jours dans mes salles, est une cause puissante de syphilis à accidents graves, et tenaces, dès le début, comme l'ont fait remarquer il y a longtemps Hardy, Ricord, Lailler, Vidal, Besnier, Fournier (1). Ainsi que je vous l'ai signalé dans

---

cette observation recueillie par mon aide de clinique, M. Tavernier : (Recueil d'observations. Hommes.)

G. L..., vingt-quatre ans, n'est ni alcoolique, ni paludéen, il se nourrit bien, ne fait pas d'excès et ne présente rien de particulier à noter dans ses antécédents héréditaires ; mais il a eu, étant jeune, des gourmes, des glandes. Il tousse depuis quelque temps, et je constate aux sommets des poumons des signes accentués de tuberculose pulmonaire. Il y a six mois, coït suspect. Un mois après, apparition dans la rainure balano-préputiale d'un chancre qui a laissé à sa suite une cicatrice très profonde, grande comme une pièce de un franc environ. Il vint me consulter dès le début de sa syphilis. Dès le début, je lui prescrivis un traitement spécifique énergique. (Voir n° 160 du cahier de la Polyclinique). — Malgré cela, il lui survint, environ deux mois après le début du chancre, de nombreuses gommes et placards tuberculeux ulcérés sur les membres, etc. Ne voulant pas entrer à l'hôpital, il alla consulter le docteur Caron, qui lui prescrivit, à l'intérieur, de l'iodure de potassium, etc. Eh bien ! en dépit de ce traitement énergique, suivi dès le début du chancre, les lésions spécifiques persistèrent, se multiplièrent, il fut obligé d'entrer dans mon service, et actuellement, cinq mois après le début du chancre, cet homme profondément cachectisé présente sur la surface cutanée une quinzaine de vastes placards ulcérés de syphilides tuberculo-croûteuses circinées à marche un peu serpigineuse (forme tuberculo-ulcérante gangréneuse de Bazin, Hardy). Il a une gomme du voile du palais, des maux de tête violents, une fièvre intense (40°), et malgré le traitement institué dès son entrée dans mes salles, il lui est survenu dans les premières semaines de nouvelles poussées de gommes ulcérées. Faut-il, dans ce cas, attribuer la gravité d'une pareille syphillis à la tuberculose pulmonaire dont est atteint le malade? Je ne puis l'affirmer, mais en tous cas je ne trouve rien d'autre pouvant expliquer cette malignité précoce. Je me rappelle avoir vu en 1876, à Necker, dans le service de mon maître Hardy, un cas analogue, à propos duquel ce grand clinicien nous fit une leçon.

(1) Voici un bel exemple de syphilis fouettée par l'alcool, que j'ai observé en mai 1884, dans le service du professeur Fournier :

plusieurs cliniques, il est certain que l'impaludisme joue un rôle important dans l'éthiologie des syphilis malignes, précoces. Mon attention a été attirée sur ce fait en 1882 par les professeurs Verneuil et Fournier. Depuis cette époque je me suis occupé beaucoup de la question indiquée par Martineau et Ott. Je possède à cet égard de nombreuses observations des plus probantes et je vous répète ici ce que j'ai dit dans une de mes cliniques antérieures intitulées : *Syphilis et paludisme*, il semble très probable que l'intoxication paludéenne chronique soit une cause d'aggravation de la syphilis (1).

Georges P..., trente-deux ans, mulâtre, vigoureux et sans antécédents pathologiques, musicien de son état, boit énormément de tout, mais surtout de l'absinthe (dix verres par jour et plus). Pituites, tremblements des mains. Le 7 mars 1884, apparition sur le pubis d'un chancre croûteux (contracté à Paris). Ce chancre a laissé une cicatrice accentuée, large comme une pièce de un franc. Un mois et demi après l'apparition du chancre, début d'une poussée très intense et généralisée de rupia syphilitique à magnifiques croûtes ostracées recouvrant des ulcérations rondes, grandes comme des pièces de 3 francs, à bords taillés à pic, entamant la moitié du derme. Amélioration rapide par le traitement spécifique.

(1) Voici brièvement résumées plusieurs belles observations de syphilis ayant débuté par un chancre fortement ulcéreux, paraissant aggravées par l'*intoxication paludéenne chronique*. Je les choisis parmi les observations nombreuses que j'ai recueillies sur ce sujet (*je ne parle que de celles où le chancre était très accentué et de mauvais aspect*). Je vous résume ici brièvement les observations dont j'ai déjà parlé dans ma clinique : *Syphilis et paludisme*.

Henri W..., vingt-sept ans (n° 181 du recueil d'observations, hommes; observation recueillie par M. Masson, interne du service), a contracté, en 1879, les fièvres intermittentes au Sénégal; l'accès revenait tous les deux jours. Il fut traité par le sulfate de quinine dès le début, mais les fièvres n'ont pas disparu et il les avait encore dans nos salles. (Le malade est entré dans nos salles le 13 janvier 1885). En 1881, en France, il contracte un chancre infectant, fortement induré. En 1882, nombreuses pustules d'ecthyma profondément ulcéreux sur la cuisse droite. Quand il entre dans nos salles, il est extrêmement cachectisé et est atteint de pharyngite spécifique ulcéreuse étendue, et de syphilis cérébrale (céphalée intense, hémiparésie, troubles de la vue, etc.). Il est repris de ses fièvres inter-

Ce qui semble montrer que la qualité, la virulence plus grande du liquide inoculé, ne sont pas d'une façon certaine en rapport avec l'aspect excessif, avec l'aspect mauvais du chancre, c'est que l'on voit des sujets

---

mittentes. Guérison au bout de deux mois par un traitement spécifique énergique, associé au sulfate de quinine, arsenic, quinquina, etc. Il est à noter que chez ce malade le traitement spécifique n'a commencé à mordre qu'après l'institution du traitement de la fièvre intermittente.

T... (Théodore), frappeur, (n° 173 du recueil d'observations-hommes. Observation recueillie par M. Tavernier). Homme vigoureux. Rien de particulier à noter dans ses antécédents personnels et héréditaires. Pas d'alcoolisme jusqu'en 1879. En février 1869, chancre infectant ulcéreux suivi d'accidents spécifiques (papules, etc.). Cette syphilis fut fortement traitée dès le début et d'une façon continue. Environ deux ans après le début de la syphilis, il contracte les fièvres intermittentes (fièvres quartes). Ces fièvres durent cinq mois environ et guérirent ou du moins disparurent sous l'influence du sulfate de quinine. — Il semblerait qu'à partir de ce moment la syphilis se soit aggravée. Il survient une poussée d'ecthyma syphilitique ulcéreux ayant laissé de nombreuses cicatrices profondes, surtout aux membres inférieurs. Quelques mois après, le malade fut atteint d'ozène avec nécrose de la cloison et élimination de séquestres.

A partir de ce moment, le malade désespéré d'être atteint d'une syphilis aussi grave, se mit à s'enivrer continuellement pour oublier son chagrin; La syphilis, fouettée sans doute déjà par le paludisme, s'aggrave encore sous l'influence de l'alcool. Il survient une perforation de la voûte palatine. Puis, malgré un traitement spécifique énergique, une énorme gomme en nappe siégeant à la partie postérieure du bras ; enfin un an après hypérostose gommeuse du frontal et nécrose consécutive ayant laissé une profonde cicatrice. En 1881, hypérostose de presque tous les os des membres et peut-être début d'une hépatite syphilitique. Enfin, en 1885, quand il entra dans nos salles, il était dans un état de cachexie profonde, il présentait encore sur la peau des ulcérations croûteuses d'ecthyma profondément ulcéreux, et en outre des phénomènes très accentués de syphilis cérébro-spinale sur lesquels il est inutile d'insister ici. Sous l'influence d'un traitement mixte énergique aidé par l'ingestion du café noir, du sulfate de quinine, etc., son état s'améliora rapidement et au bout de six semaines environ, il quittait mon service presque complètement guéri.

Voici en outre quelques observations analogues que j'ai recueil-

atteints de vérole très bénigne en apparence, communiquer des véroles très graves et réciproquement. C'est d'ailleurs là une loi de pathologie générale. Ne voit-on pas des scarlatines, des diphthéries des plus légères

---

lies alors que j'avais l'honneur d'être chef de clinique du professeur Fournier, à l'hôpital Saint-Louis.

Jacques S..., quarante et un ans, d'une bonne santé ordinaire, ne présentant rien à noter de particulier dans ses antécédents, contracte en 1866 des fièvres intermittentes très intenses à la Rochelle. En 1879, chancre infectant de la face cutanée du prépuce, ayant laissé à sa suite une cicatrice assez prononcée. En 1880, angine très douloureuse et gomme ulcérée de la cuisse gauche, accidents pour lesquels il fut soigné dans le service du professeur Fournier. En mars 1883, il rentra dans le service pour de nombreuses petites gommes cutanées ulcérées, survenues sur les mains, les jambes, dans l'aîne.

Frédéric K..., quarante-trois ans, a contracté, en 1864, des fièvres intermittentes à la Martinique. Celles-ci durèrent plusieurs années. En juin 1883, il contracte un chancre infectant ulcéreux de l'annulaire droit. Il entre à l'hôpital Beaujon dans le service du docteur Bouilly ; dès son entrée, on institue un traitement spécifique énergique. Le 24 juillet, éruption confluente et généralisée de papules, accompagnée d'un syphilôme non résolutif au niveau de l'épaule gauche. L'éruption dure deux mois. Il quitte alors l'hôpital Beaujon. Quinze jours après sa sortie, il y rentra pour un sarcocèle syphilitique double. On le remit au traitement spécifique ; malgré ce traitement, apparition, en octobre 1883, de gommes crues sur les bras, puis d'une gomme suppurée au niveau du coude droit. Malgré un traitement spécifique énergique et continu, il se développa de nouvelles et nombreuses gommes suppurées du derme et de l'hypoderme (plus de trente gommes) ; une glossite scléreuse. Il entre alors dans le service du professeur Fournier, en janvier 1884. Après un traitement de deux mois environ par l'iodure, le Hg. et le quinquina, il quitte l'hôpital guéri. Je ne l'ai plus revu depuis.

Marius L..., vingt-deux ans, d'une bonne santé habituelle, ni alcoolique ni surmené, a contracté, à l'âge de quinze ans, les fièvres intermittentes à l'île de la Réunion. Elles furent traitées par le sulfate de quinine et ne guérirent qu'au bout de deux ans. Cependant, à chaque changement de climat, les fièvres intermittentes le reprennent. Le 1er août 1882, il fut atteint d'un chancre infectant ulcéreux du fourreau de la verge contracté à Paris, qui a laissé à sa

donner naissance à des diphthéries, à des scarlatines des plus graves et souvent mortelles ?

En un mot, si l'on admet la nature parasitaire de la érole, on peut supposer que le virus syphilitique, un comme virulence, produit des effets variables comme intensité, s'il est ensemencé dans un organisme plus ou

---

suite une cicatrice brune, large comme une pièce de un franc. Il alla de suite consulter le docteur Piogey, qui lui prescrivit un traitement mercuriel. Vingt-cinq jours après le début du chancre, poussée d'ecthyma syphilitique ayant laissé des cicatrices nettes. Un mois après, gommes cutanées ulcérées au niveau des jambes. Il continue à suivre un traitement spécifique, et cependant, quatre mois après le début du chancre, il lui survient, en différents points du corps et à la face, une douzaine de placards de syphilides tuberculeuses ayant laissé à leur suite des cicatrices d'un brun violacé intense. Il faut noter que, deux mois après le début du chancre, il était entré dans le service du docteur Guibout, pour des douleurs très vives du genou gauche, avec tumeur à ce niveau. Il prit, pendant les cinq mois de son séjour dans ce service, journellement 2 grammes d'iodure de potassium et une pilule de proto-iodure à 1 centigramme. En janvier 1883, il quitta le service incomplètement guéri et ne tarda pas à être atteint de périostoses accentuées des tibias, du cubitus gauche, de douleurs dans les coudes, d'hydarthrose du genou gauche avec empâtement peri-articulaire. Ces accidents l'amènent, en mars 1883, dans le service du professeur Fournier, où je constate chez lui, outre les lésions précitées, un état cachectique très accentué, une rate énorme, des placards de syphilides tuberculeuses disséminés sur toute la surface cutanée. Après trois mois de traitement par l'iodure (2 grammes), le quinquina, le café, il quitte le service complètement guéri.

Joseph O..., 28 ans, d'une bonne santé habituelle, a contracté les fièvres intermittentes dans l'Amérique du Sud, à l'âge de dix-huit ans. En 1880, à Paris, il contracte un chancre infectant, dont il existe encore une cicatrice. Deux mois après le chancre, placards disséminés de syphilides tuberculo-ulcéreuses (57 placards). Cette éruption dura deux ans, malgré un traitement spécifique énergique prescrit par le docteur Horteloup.

Il y a deux ans, début d'une pharyngite ulcéreuse, suivie bientôt d'une laryngite ulcéreuse. Il entra, en juin 1884, dans le service du professeur Fournier, où je constate, outre les lésions précitées, une destruction complète de l'épiglotte, une ulcération grisâtre au niveau des cordes vocales supérieures qui sont épaissies.

moins propre à sa culture. En outre, on peut supposer que l'aspect plus ou moins grave du syphilôme primaire, indique seulement que le terrain de culture est *actuellement* propice à la prolifération du parasite et à l'apparition des accidents qui en sont immédiatement la conséquence, mais n'implique en rien un pronostic d'avenir si le terrain de culture est ultérieurement modifié.

De même, d'ailleurs, l'aspect *bénin* du syphilôme primaire annonce seulement, qu'actuellement le terrain de culture n'est pas propice à la pullulation du microbe ; mais n'indique nullement qu'il ne se produira pas plus tard des foyers de culture produisant des accidents graves, soit par le siège même des foyers de prolifération microbienne (syphilis cérébro-spinale, pharyngo-nasale, viscérale, etc.), soit par la diffusion et la grande prolifération du microbe (syphilis maligne, cachectisante, etc.) (1).

Cependant, ainsi que je vous l'ai dit dans mes confé-

---

(1) Quant à la gravité des véroles exotiques, qui pourrait être invoquée comme objection à la théorie de l'aspect variable du chancre dépendant du terrain, et en faveur de la théorie de la gravité de la syphilis dans ses premières manifestations dépendant de la nature du virus ; il ne faut pas oublier que les syphilis graves contractées dans les pays chauds, par exemple dans les colonies, se développent en général chez des sujets déprimés par les fatigues, la mauvaise hygiène, les maladies intercurrentes, etc.

Il existe cependant des cas où il semble que l'on ne puisse rattacher la gravité de certaines véroles dites exotiques à l'état de débilitation plus ou moins accentuée dans lequel se trouvait le sujet. Ainsi par exemple les deux cas suivants, que j'ai recueillis pendant mon clinicat à l'hôpital Saint-Louis.

Georges O..., vingt-sept ans, journalier, sujet très vigoureux, sans aucune tare pathologique, ni paludéen, ni alcoolique, a fait en Cochinchine, etc., quatre ans et six mois de service. Quelques jours avant de rentrer (il y a dix-huit mois) en France, il contracte à Saïgon, avec une indigène, un chancre infectant survenu vingt jours après les rapports. Ce chancre ulcéreux a laissé à la face dorsale de la verge, au niveau du bord adhérent du prépuce, une

rences sur les syphilis malignes précoces, les conditions pathogéniques des véroles graves sont encore bien loin d'être éclaircies. Si dans certains cas la nature du terrain a pu être invoquée, il est aussi des cas où l'on ne trouve rien, absolument rien qui puisse expliquer la

---

cicatrice ronde, grande comme une pièce de cinquante centimes, profonde. Dès l'apparition du chancre, le malade a été soumis au traitement mercuriel. Arrivé à Toulon, on lui fit à l'hôpital militaire jusqu'à cinquante injections hypodermiques de peptone mercurique ammonique. Dix jours après son entrée à l'hôpital, c'est-à-dire trente jours après l'apparition du chancre, roséole confluente généralisée. Vingt jours après cette roséole, apparition de placards de syphilides tuberculeuses qui disparurent au bout d'un traitement de cinq mois par le sirop de Gibert, pour reparaître quelque temps après sa sortie de l'hôpital militaire de Toulon et persister jusqu'à son entrée à l'hôpital Saint-Louis, malgré un traitement mixte énergique et prolongé. Quand il entra salle Saint-Louis, lit numéro 77, le 16 février 1884 dans le service du professeur Fournier, il présentait un vaste placard de syphilide tuberculeuse étendu à toute la face ; sur le corps et en particulier aux épaules, aux coudes, à la face externe du bras droit, un grand nombre de placards de syphilides tuberculo-crustacées. Lésions analogues au pli fessier et à la partie postérieure de la tête. Nombreuses cicatrices consécutives à des lésions antérieures.

Jean L..., ex-marin de l'Etat français, entré le 16 décembre 1882 salle Saint-Louis numéro 78, dans le service du professeur Fournier. C'est un homme très vigoureux, sans aucune tare pathologique, ni paludéen, ni alcoolique. Il y a dix-neuf mois, il contracta, à Java, deux chancres ulcéreux de la verge, ayant laissé à leur suite de profondes cicatrices. Deux mois après le début du chancre, gommes suppurées de la jambe droite, de la région sacrée, de la région pariétale droite, ayant laissé à leur suite des cicatrices profondes. En même temps, céphalée atroce, étourdissements, vertiges et même chutes avec perte de connaissance. Douleurs très vives dans les os des membres, gomme suppurée de la voûte du palais suivie d'une perforation de celle-ci. Plus tard, ozène, ulcération gommeuse de la narine gauche. Ce malade ne fut soigné que quelques mois après le début du chancre, car il n'osait se déclarer malade de peur d'être puni. Quand enfin la *Reine Blanche* aborda à Singapour ce malade fut envoyé à l'hôpital où il fut soigné par les médecins anglais. C'est seulement alors qu'il fut soumis au traitement spécifique.

gravité précoce de la vérole par le mauvais état du terrain. Je n'en veux que l'exemple suivant :

En juillet 1882, mon ami, le Dr Caron, de Lille, m'envoie un jeune homme de 23 ans, de robuste constitution, sans aucune tare pathologique personnelle ou héréditaire, de vie très réglée. — En août 1879, perdant sa virginité dans une maison publique, pour fêter par une nuit d'orgie sa réception au baccalauréat, il contracte un chancre accentué, ulcéreux, qui laissa à sa suite une cicatrice nette. Dès le début du chancre, le jeune homme fut soumis au traitement hydrargyrique ; malgré ce traitement en août 1879, poussée d'ecthyma ulcéreux sur les bras, qui fut suivie de cicatrices profondes. On lui donna de l'iodure. En 1880, arthrite et périarthrite gommeuses du poignet gauche. Puis, malgré ce traitement spécifique, céphalée intense et persistante et graduellement apparition d'arthrites et péri-arthrites gommeuses et d'hypérostoses, amenant l'impotence presque complète des membres, au niveau du genou droit, du poignet gauche, du coude gauche. Quand je le vis en juillet 1882, l'épaule droite commençait à se prendre et le pauvre garçon était profondément cachectisé. Malgré le traitement énergique auquel il fut soumis, cette syphilis articulaire et osseuse augmenta, j'ai appris depuis qu'après avoir consulté à Paris un grand nombre de médecins, dont plusieurs ont voulu l'amputer, ce jeune homme est mourant.

Autre exemple, ce malade de la polyclinique que vous avez vu il y a quelque temps (n° 95 du recueil d'observations-hommes de la polyclinique) et qui, atteint d'un chancre infectant ulcéreux, il y a 17 mois, présentait, malgré un traitement continu suivi dès le début, de vastes syphilides tuberculo-ulcéreuses des lèvres, survenues dès la première année du chancre.

Autre exemple recueilli par moi dans le service du professeur Fournier :

Emile N..., trente-cinq ans, employé, entre le 21 juin 1884 salle Saint-Louis numéro 66, dans le service du professeur Fournier. Homme vigoureux, de taille moyenne, sans aucune tare pathologique, ne fait aucun excès. En février 1884, un chancre ulcéreux de la couronne du gland (cicatrice creuse). En avril, poussée de syphilides papuleuses très prononcées. A son entrée dans le service, il est couvert, sur toute la surface cutanée, de syphilides tuberculo-croûteuses ulcérées. L'éruption est surtout confluente au tronc et aux bras. Céphalée intense.

Faut-il expliquer dans ces cas l'aspect mauvais du premier syphilôme et la gravité précoce de pareilles syphilis par l'excessive virulence du produit inoculé ? Ces faits sont-ils en faveur de la théorie de la gravité de la syphilis dépendant de la nature du virus ? Ne peut-on pas également se demander avec Auzias-Zurenne et comme je l'ai entendu faire à Necker, en 1875, par mon maitre le professeur Hardy dans une clinique remarquable, si l'absence de syphilis chez les parents, chez les ancêtres du sujet, n'est pas la cause de la gravité de cette vérole par suite de l'inoculation du virus sur un terrain absolument vierge ? Nous ne pourrions émettre ici que des hypothèses. J'aime mieux vous répéter ce que j'ai dit à propos de quelques syphilis malignes précoces de nos salles : je ne sais pas quelle est la cause de la gravité de la vérole chez ce sujet si bien portant antérieurement.

En résumé, le chancre étant vu, on peut dire seulement et encore avec réserve : *voici un syphilôme primaire grave*, il est probable que les premières poussées syphilitiques seront intenses. Que sera la syphilis plus tard ? Nous n'en savons rien. Il est possible qu'elle devienne bénigne et qu'elle s'éteigne (1).

(1) J'ai vu en 1878 un bel exemple de ce mode d'évolution. Un jeune homme alcoolique, de vingt et un ans, contracte un chancre infectant énorme, ulcéreux, accompagné d'indurations de voisinage et d'adénopathies bi-inguinales des plus volumineuses. Dès les six premiers mois de la vérole, ses membres inférieurs se couvrent de

Il est possible que cette syphilis demeure grave. Enfin il est possible, ce qui est plus rare d'ailleurs, qu'elle soit très légère dès le début (1). J'ai suffisamment insisté, je pense, *sur les syphilis graves consécutives à des chancres intenses.*

Mais, Messieurs, si au contraire vous vous trouvez en présence d'un *syphilôme primaire bénin d'aspect*, peu accentué, non ulcéreux, en conclurez-vous pour cela que les accidents ultérieurs seront bénins ? Certes non. Vous réserverez votre pronostic et vous ferez bien. Vous n'oublierez pas que nombre de véroles et des plus graves sont consécutives à des chancres des plus bénins en apparence. Je n'en veux qu'un exemple entre mille et je le prends dans mes salles :

Edouard D..., couché actuellement dans le lit numéro 20 de notre salle des vénériens, charbonnier, vingt-cinq ans, est un

---

gommes ulcérées multiples et profondes, en même temps il a un sarcocèle syphilitique, des hypérostoses volumineuses des cubitus. Un mois après, il est atteint d'une syphilis cérébrale grave, maux de tête intenses, troubles de la parole, troubles de la mémoire, diplopie, et enfin hémiplégie incomplète du côté droit. Grâce à un traitement énergique, ces accidents disparurent au bout de trois mois, et depuis sept ans ce jeune homme, bien que continuant à mener une vie assez agitée, bien qu'ayant suivi un traitement antisyphilitique des plus irréguliers, traitement abandonné d'ailleurs depuis quatre ans,a été complètement indemne depuis lors de tout accident syphilitique et jouit actuellement d'une santé florissante.

(1) Ainsi, par exemple, ce petit garçon (numéro 47 du cahier d'observations hommes de la policlinique), que nous avons vu en décembre 1884 et qui était atteint d'un chancre infectant phagédénique de l'anus (venu on ne sait comment) tellement ulcéreux, que, un moment, je me demandais s'il ne s'agissait pas ou d'un chancre simple phagédénique ou d'une gomme un peu phagédénique.

Les premières poussées syphilitiques furent des plus bénignes chez cet enfant ; il n'eut qu'une roséole des plus discrètes. Je vous fais remarquer en passant qu'il était fortement strumeux.

homme très vigoureux, mais un peu alcoolique. Il n'a jamais été malade. Il est entré, en janvier 1883, à Saint-Sauveur pour un petit chancre infectant de la face interne du prépuce (petit chancre papulo-érosif rapidement guéri), n'ayant laissé à sa suite aucune cicatrice. Ce chancre fut suivi de papules muqueuses et de syphilides érythémateuses et papuleuses. Dès le début de sa syphilis, céphalée intense ayant persisté jusqu'à sa rentrée à Saint-Sauveur le 6 décembre 1884, et cela malgré un traitement mixte institué dès le début. Il est rentré dans le service le 6 décembre 1884 pour une blennorrhagie, et ne tarda pas à quiter l'hôpital, malgré notre avis. En février 1885, il rentre dans le service pour une série de troubles du côté de l'urination, qui au premier abord auraient pu faire croire à un rétrécissement de l'urèthre; mais après examen je conclus à des troubles de l'urination provenant d'une lésion spinale au début. Je vous fis même une leçon sur ce malade, vous disant que nous étions en présence d'un faux urinaire, et que ces troubles intenses du côté de la mixtion, ainsi que quelques légers troubles de la sensibilité et de la mobilité du côté de la jambe gauche me faisaient redouter une complication grave du côté de la moelle. Pour arrêter cette myélite, je prescrivis aussitôt un traitement spécifique énergique. Malheureusement, le malade voulut de nouveau quitter l'hôpital, malgré notre avis. J'eus beau lui dire qu'il était menacé d'une paralysie, il se crut guéri et capable de reprendre un travail. Le 20 mars 1885, il rentre de nouveau à l'hôpital. Les troubles urinaires ont augmenté, paraplégie incomplète. Je le soumets au traitement spécifique énergique et il se produit une amélioration notable; mais malgré mes exhortations le malade se croyant guéri quitte de nouveau le service. Ce que je prévoyais est malheureusement arrivé, et le 19 avril 1885 ce pauvre homme rentrait dans le service atteint d'une paralysie complète, absolue des membres inférieurs, avec paralysie des sphincters, disparition de la sensibilité, avec œdème des membres inférieurs, et bientôt eschares énormes des régions sacrée et trochantériennes. Grâce à un traitement spécifique énergique, aidé par des cautérisations le long du rachis, etc., nous avons pu, en partie, enrayer cette myélite, et actuellement le malade peut remuer facilement son membre inférieur gauche, il peut se lever, la sensibilité est revenue en partie, la paralysie des sphincters a disparu; mais le pronostic n'en est pas moins encore très sombre.

Donc, si l'on peut dire que souvent le chancre grave indique une vérole grave, immédiatement ou dans ses premières poussées tout au moins; on peut dire aussi que souvent le chancre léger sera l'origine d'une vérole grave, sinon immédiatement ou dans ses premières poussées; tout au moins plus tard, dans la période tertiaire par exemple. En fait de syphilis, comme en toute autre chose d'ailleurs, l'avenir n'est à personne.

TREIZIÈME LEÇON

Traitement de la syphilis à la période du syphilôme primaire.

SOMMAIRE. — De la destruction du chancre comme moyen abortif de la syphilis. — Traitement local et médical du chancre. — Traitement général.

Messieurs,

Tout d'abord, je réponds à la question la plus importante, à celle que nous avons souvent discutée devant vous. Peut-on détruire le chancre?

Oui certes, et le fait est connu depuis longtemps; et Jean-Louis Petit raconte que, étant en 1693 à l'hôpital de Lille, son maître, M. Corbis, lui dit que, en cas de chancre récent du prépuce, il coupait tout le bout du prépuce et évitait par là de passer le malade par les grands remèdes, puisque le virus n'avait pas encore infecté la masse du sang. Depuis Benjamin Bell, Hunter, Ricord, Auspitz et Unna, Pick, etc., cette destruction a été faite bien des fois. J'ai moi-même excisé ou vu exciser bon nombre de chancres, et le plus souvent le chancre excisé ne reparaissait plus. Je vous ai dit que je considérais le médecin comme autorisé à enlever le chancre quand il se trouvait dans les conditions suivantes : 1° Chancre au début. — 2° Chancre situé dans une région où l'excision peut se pratiquer très facilement et sans aucun danger (petites lèvres, prépuce). — 3° Chancre non encore accompagné d'adénopathie. — 4° Chancre unique, ou tout au moins chancres pouvant tous être enlevés facilement. — 5° Sujet non diabétique, non albuminurique, etc. — Je rejette absolument l'emploi des caustiques, car avec eux on ne sait pas ce qu'on fait. Il faut, comme vous me l'avez vu pratiquer, exciser et exciser largement, en saisissant le chancre avec des pinces à griffes, et l'enlever brusquement d'un coup de ciseaux courbes ou d'un coup de bistouri. Aussitôt l'excision faite on peut appliquer une érigne si c'est nécessaire et panser avec de la charpie trempée dans de l'eau phéniquée. Le plus souvent ce dernier mode de pansement suffit et sur les petites lèvres ou le prépuce, par exemple, la légère hémorrhagie ainsi produite ne tarde pas à s'arrêter. Vous avez vu que, dès le lendemain, la plaie était en bonne voie de cicatrisation et quelques jours après entièrement cicatrisée. J'ai suffisamment excisé ou vu exciser de chancres pour ne plus redouter les complications signalées par quelques auteurs qui n'admettent pas la destruction du chancre. Tel est également l'avis de mon maître Cornil et de bien d'autres syphiligraphes éminents parmi lesquels le professeur Pick, de Prague. En somme, la plaie en quelques jours est complètement cicatrisée, les réindurations, les réapparitions du syphilôme primaire au niveau de la surface d'opération sont chose rare, lorsque l'opération est conduite d'après les règles précitées. La cicatrice est des plus minimes.

Donc ce traitement par excision est légitime dans certains cas, et peut-être évite-t-on ainsi aux malades diverses complications du chancre. En tous cas on le débarrasse d'une lésion toujours incommode, et l'on diminue incontestablement les chances de propagation de la syphilis pendant la période primaire.

Mais, me direz-vous, en enlevant ainsi le chancre ferez-vous avorter la syphilis? Ici, Messieurs, je suis d'autant plus embarrassé que j'ai publié en 1881 un travail sur la destruction du chancre comme moyen abortif de la syphilis, où, multipliant les raisons théoriques et autres, je considérais cette destruction comme inutile. Je ne reviens pas sur cette discussion; la question ne peut être jugée actuellement que par l'examen de faits nombreux : *acta non verba*. Je vous renvois à ce travail publié en 1881 dans les *Annales de dermatologie*; vous y trouverez la discussion d'un grand nombre de faits, l'état de la question en 1881.

Eh bien Messieurs, je dois l'avouer, je suis un peu ébranlé en ce moment, je n'ose plus affirmer d'une façon absolue qu'il est impossible d'empêcher la vérole en enlevant le chancre. Déjà prévenu pendant mon internat de 1878 à Lourcine par mon maître Cornil, lequel considère dans ses leçons faites à l'hôpital de Lourcine, le chancre comme un foyer d'infection local d'où le virus pénètre dans l'économie tout entière; j'ai commencé à être ébranlé par la si curieuse, si vivante leçon que Diday a faite en mai 1884 à l'hôpital de la Charité dans l'amphithéâtre du professeur Hardy (voir la *Semaine médicale,* mai 1884). J'ai fini par douter, par hésiter, surtout après le congrès international des sciences médicales de Copenhague quand j'ai entendu l'importante communication de mon ami le professeur Pick, de Prague, et surtout après certaines discussions familières que j'ai eues avec lui lorsque, voulant me convaincre, je lui posais des objections qu'en mon for intérieur je trouvais exagérées, pour me pénétrer davantage de l'esprit de mon savant contradicteur (1). J'ajouterai en terminant que mes nombreuses inoculations expérimentales de tubercule et de lupus chez les animaux (bien que en science comparaison ne soit pas toujours raison, assez souvent cependant), m'ont amené à un doute méthodique.

(1) Le Dr Jullien (Congrès de Copenhague 1884) pense également qu'il ne faut pas être absolu dans de pareilles questions et que l'excision du chancre peut, dans certains cas, empêcher ou diminuer l'infection. Il a publié dans les relations du Congrès de Copenhague (Voir *Vierteljahresschrift für dermatologie und syphilis* 1884, p. 448), un cas de syphilis très atténuée par l'excision du chancre, syphilis tellement atténuée que 15 mois après l'excision, le sujet s'étant de nouveau soumis à la contagion, contracta de nouveau la syphilis.

Mais alors, me direz-vous, que faites-vous des excisions de Rasori, de Fournier, faites dès les premières vingt-quatre heures après l'apparition du chancre et suivies néanmoins de syphilis? Vous-même n'avez-vous pas publié au dernier Congrès de Copenhague (voir *Vierteljahresschrift für dermatologie und syphilis* 1884), un cas d'excision du chancre quatorze heures après son apparition et suivie néanmoins de syphilis. Vous nous en avez même parlé dans une précédente leçon (6e leçon). Nous n'y comprenons plus rien. Ni moi non plus, Messieurs. Tout ce que nous pouvons dire c'est que, dans les cas que vous me reprochez (me rendant la pareille de ce que j'ai fait, celui qui a frappé par l'épée périra par l'épée), le virus était déjà passé. Jusqu'où ? je n'en sais rien. Mais certes au delà de la surface d'excision.

Mais, Messieurs, reprenons les faits publiés. Je ne remonte pas jusqu'à Jean-Louis Petit, jusqu'à Hunter, je ne vous parle pas des faits de Ricord, car à cette époque tout le monde était uniciste. (Notons cependant que l'idée de l'excision, comme le dit bien Diday, est d'origine française). Je cite seulement les fais suivants empruntés en partie à mon mémoire de 1881, en partie à la leçon de Diday, et qui paraissent constituer des exemples authentiques de succès dus à l'excision : 2 cas de Hunter, 1 de Langenbeck, 1 de Kuzlinski, 1 de Kolliker, 4 d'Auspitz et Unna, 2 de Pospelow, 3 de Rydigier, 2 de Pick, 2 de Spillmann, 2 de De Amicis, 2 de Rienecker. Soit un total de 22 faits, lesquels, comme le dit Diday, triés impartialement parmi nombre de cas douteux (des centaines, il est vrai), constituent cependant un chiffre assez imposant. Dans sa dernière communication au Congrès de Copenhague (*Vierteljahresschrift für dermatologie und syphilis* 1884), le professeur Pick a ajouté quelques nouveaux faits heureux à l'actif de cette méthode.

Enfin, je vous relate le cas suivant que j'ai observé récemment : Le 2 décembre 1884, je suis consulté dans mon cabinet par un jeune homme de 22 ans, n'ayant jamais eu la syphilis, toujours bien portant, qui 24 jours après un coït suspect avec une femme qui certainement était syphilitique (cette fille publique est entrée quelque temps après dans ma salle Saint-Côme ; elle était atteinte de papules érosives de la vulve ; la syphilis semblait remonter environ à un an), vit survenir sur le bord libre du prépuce un petit bouton. Or le malade était très affirmatif sur ce point, il n'avait pas vu de femmes depuis ce dernier coït, et pour cause, car il avait dû garder la chambre une quinzaine de jours pour un gros rhume (grippe). Le bouton qu'il me montra le 2 décembre était, d'après lui, survenu 5 jours auparavant. Quand je le vis, il présentait tous les caractères d'un petit chancre grand comme une lentille, rond, un peu bombé, érosif, rouge, lisse, d'aspect vernissé. L'érosion absolument indolente reposait sur une base très nettement parcheminée. Mon signe de l'expression du suc faisait défaut ; d'ailleurs cette lésion ne présentait nullement les caractères de l'herpès. Pas d'autres lésions cutanées ou muqueuses. Adénopathie très peu accentuée dans les deux aines, mais le malade un peu lymphatique me dit avoir toujours eu des glandes dans les régions inguinales. Je lui propose l'ablation du chancre. Il accepte avec enthousiasme. J'excise largement et panse la plaie avec de la gaze phéniquée. Quelques jours après, cicatrisation complète, et absence complète de réinduration au niveau de la plaie. Pas d'adénopathie. J'ai pratiqué l'examen histologique du morceau enlevé et j'ai trouvé (comme le montrent ces coupes) : érosion épithéliale s'étendant jusqu'à la partie moyenne du corps de Malpighi par suite de la chute des couches épidermiques sus-jacentes. Les couches superficielles du corps de Malpighi présentent un degré assez avancé d'altération cavitaire. Infiltration du derme par une grande quantité de cellules embryonnaires dissociant et tassant par places les fibres conjonctives (l'infiltration n'existait guère que dans la moitié supérieure du derme). Quelques artérioles et veinules présentaient un épaisissement léger de leurs parois. Gonflement et hypertrophie d'assez bon nombre de cellules plates du tissu conjonctif. Dans quelques vaisseaux, un léger coagulum fibrineux obstruant en partie la lumière du vaisseau avec les cellules endothéliales desquamées et les cellules lymphatiques qu'il englobe. La recherche des bacilles de la syphilis, d'après la méthode de Lustgarten ou de Doutrelepont n'a pas été faite, le lambeau cutané ayant été plongé de suite dans le liquide de Müller. Quoi qu'il en soit, les lésions histologiques précitées présentent une grande analogie, pour ne pas dire identité, avec celles que l'on observe dans le syphilòme primaire, dans le chancre; en tous cas, elles ne rappellent guère celles que l'on observe dans l'herpès.

Donc, en tenant compte des caractères cliniques et histologiques de la lésion, de son évolution, de sa date d'apparition (incubation de 24 jours environ), de la confrontation, etc., quel sera le diagnostic de tout syphiligraphe expérimenté et sans parti pris? Ce sera : chancre infectant. Eh bien, j'ai observé ce jeune homme jusqu'à cette époque, 25 mars 1885 (il venait deux fois par semaine me voir et je l'examinais chaque fois des pieds à la tête), et je n'ai rien vu, rien trouvé de suspect ni du côté de la peau, ni du côté des muqueuses, ni du côté des ganglions, ni ailleurs. Je puis en outre affirmer que le jeune homme n'a suivi aucun traitement interne. Ainsi, pendant une période de près de quatre mois, malgré une observation minutieuse faite par moi deux fois par semaine, et tous les jours par le jeune homme que j'avais averti, il n'est rien apparu de suspect; il ne s'est montré aucun phénomène syphilitique. Y a-t-il eu ici éradication totale ou partielle de la syphilis? Celle-ci se montrera-t-elle plus tard ? Peut-être, mais..... mais ce fait ne m'a pas moins fortement étonné (1).

Mais alors, me direz-vous, que faites-vous de vos anciennes objections ? Mais, me diront mes savants confrères français (les Docteurs Martineau et Barthélemy), qui ont si énergiquement opposé à Pick et à Unna, au dernier congrès de Copenhague, des objections analogues à celles que j'ai émises dans mon Mémoire de 1881 : Que pensez-vous ? où en êtes-vous ? que voulez-vous dire ?

Je n'ose plus rien dire, je doute, mes chers confrères, leur répondrai-je. Et quant à l'objection que j'ai faite en 1881, à Auspitz et Unna, et qui m'a été reprochée par l'Anonyme du Parasitat (Diday) ; à celle que vous-mêmes avez faite au Congrès de Copenhague, à Pick et à Unna, c'est-à-dire d'avoir excisé... autre chose que des chancres, et guéri des véroles imaginaires. Je ne puis plus l'admettre entièrement. Et pour cause. Je suis persuadé avoir excisé un chancre infectant dans le cas que je viens de relater, et le malade paraît être jusqu'ici indemne de syphilis. Or, les objections que je faisais à d'autres, je ne puis plus me les faire à moi-même. Ce que c'est cependant que l'esprit de personnalité. Il en résulte donc que je me suis, à moi-même, forgé les objections que l'on m'appliquera maintenant. (Wer anderen eine Grube gräbt fällt selbst hinein). (Ceci pour nos excellents confrères de Prague, de Vienne et de Hambourg.)

Mais ces objections ne peuvent plus me convaincre dans tous les cas, et j'attends la démonstration des recherches de Lustgarten pour nous soumettre tous au tribunal tout-puissant du microbe chargé de donner au morceau excisé son extrait de naissance (2).

---

(1) J'ai revu ce jeune homme plusieurs fois en 1885 et 1886. Je n'ai jamais pu observer chez lui le moindre signe de syphilis.

(2) Mais la démonstration n'est pas encore faite. Ne voilà-t-il pas que Cornil et ses élèves Alvarez et Tavel (*Académie de mé-*

Et je dis, attendons; attendons de nouveaux faits. Et tout en attendant, excisons. Mais excisons seulement dans les conditions que je vous ai indiquées, Messieurs, et excisons sans trop d'espoir, comme nous y poussent les statistiques. C'est jusqu'ici, à mon avis, la seule éradication que nous puissions oser nous permettre. Si un jour un grand nombre de faits accumulés par d'autres plus hardis que moi viennent montrer que, pour éradiquer sûrement (ou à peu près), il faut enlever non seulement le chancre, mais les ganglions (comme le conseillent déjà plusieurs auteurs) je le ferai; en attendant, bornons-nous à enlever le chancre dans les conditions indiquées plus haut. Mais que cette discussion ait au moins éradiqué de votre esprit certaines idées trop absolues peut-être.

Pour me résumer, le chancre ne paraît pas être, ainsi qu'on l'a cru longtemps, une manifestation locale d'un état général, le premier des accidents secondaires, comme l'a dit Ricord. Il paraît être la conséquence directe de la pullulation du virus au niveau du point inoculé. Mais quand il se montre, l'organisme est-il déjà infecté ou non? L'est-il en entier ou en partie? Jusqu'où le virus a-t-il pénétré? Jusqu'où, dira Diday, s'étendent les racines du chancre? Nous n'en savons rien. L'existence et l'étendue de ces racines et radicelles doit varier suivant les cas; et l'on ne peut dire, même au début du chancre, jusqu'où le virus a pénétré. Peut-être un jour, lorsque l'on aura trouvé, démontré d'une façon certaine le microbe de la syphilis, aura-t-on un guide. Actuellement, mystère. Mais cependant, dans le doute, lorsque nous sommes dans de bonnes conditions, éradiquons, si le malade le veut, et lorsque nous lui aurons « résumé l'état de la question sur le sujet. » Oui, mais si le ma-

---

decine, 4 août 1884), viennent de trouver un bacille *identique* morphologiquement à celui de Lustgarten dans le *smegma preputialis*. — Attendons donc !

lade n'est pas convaincu, *et pour cause*, par ce résumé de l'état actuel de la question? S'il préfère conserver précieusement son chancre, et... un bout de sa petite lèvre ou de son prépuce? Alors, Messieurs, soyez conservateurs. En ceci, comme en toute autre chose d'ailleurs, il ne faut pas blesser l'opinion des gens. Conservez-lui son chancre.

La besogne est facile, car en général vous ne risquez rien, ni le malade non plus. Le chancre tenu proprement, guérit seul.

Donc, dans ce traitement du chancre, dans ce *traitement local et pharmaceutique du chancre*; ne péchez pas par excès de zèle, n'allez pas irriter le chancre par des cautérisations intempestives avec le crayon de nitrate d'argent, comme on le fait malheureusement trop souvent. Bornez-vous à tenir le chancre proprement, il guérira, il guérira seul. Donc, pansement à l'eau fraîche, pansements à la pommade au calomel, au vin aromatique, à l'iodoforme, etc., tout est bon, tout est excellent, car, je le répète, le chancre guérit seul.

Voici le traitement en usage dans nos salles :

2 fois par jour, 3 ou 4 fois si c'est nécessaire, on panse le chancre avec de la charpie ou du linge fin, légèrement enduit de pommade au calomel, en ayant bien soin (comme il faut d'ailleurs toujours le faire pour tous les syphilômes) d'isoler complètement le chancre ou les chancres d'avec les parties saines ambiantes.— 3 à 4 fois par jour, bain de verge ou lotions avec de l'eau tiède légèrement phéniquée ou additionnée de quelques gouttes de coaltar saponiné. Si le chancre est un peu douloureux ou ulcéreux, pansement 2 fois par jour avec de l'iodoforme porphyrisé et recouvrir ensuite la région malade avec une mince couche de ouate. Si un phimosis inflammatoire empêche de découvrir le gland du malade, pour apervoir le chancre siégeant à la face

interne du prépuce ou sur le gland : injections 4 ou 6 fois par jour avec une solution de nitrate d'argent à 1 pour 30, entre le gland et le prépuce. Si les liquides qui s'écoulent de l'orifice préputial sont abondants et exhalent une odeur un peu putrilagineuse, on fera en outre, entre le gland et le prépuce, une dizaine d'injections avec de l'eau tiède légèrement phéniquée. Dans les cas d'œdème inflammatoire de la verge, faire garder le lit au malade, tenir la verge haute au moyen d'une bande et de compresses, entourer la verge avec des linges trempés dans l'eau blanche. Une fois les phénomènes inflammatoires disparus, on pourra pratiquer la circoncision si c'est nécessaire. Si le chancre tarde à se cicatriser, à se déterger, on le touche légèrement tous les 2 ou 3 jours, avec un crayon de nitrate d'argent ou un peu de teinture d'iode. Quant à l'adénopathie primaire, elle n'exige aucun traitement ; si les ganglions étaient douloureux, prescrivez le repos au lit et quelques légers badigeonnages à la teinture d'iode. Recommandez en outre au malade d'éviter tout excès, toute fatigue, l'alcool, le coït, (en faisant valoir à ses yeux, non pas le danger qu'il ferait courir au prochain, cela lui est souvent bien indifférent, mais le danger qu'il court en enflammant son chancre, etc.). Joignez-y un ou deux bains généraux simples par semaine. Voilà pour le traitement local du chancre et de l'adénopathie primaire.

Faut-il donner au malade le traitement spécifique interne, lorsque le diagnostic du chancre est certain, bien entendu? Non, pour certains auteurs, et parmi ceux-ci des syphiligraphes éminents comme Diday. Pour ces auteurs, il faut attendre l'explosion des accidents secondaires (1). Mais, pour d'autres syphiligraphes non

(1) Ainsi Diday a publié une statistique de 74 cas de chancres infectants dont 25 ont été soumis dès le début au traitement mercuriel interne, et 49 soumis à l'expectation. Dans la 1re série

moins nombreux et non moins éminents, il faut donner du mercure aux malades dès que le diagnostic du chancre est certain. Telle est entre autres l'opinion de Fournier. Le plus souvent nous adoptons cette manière de faire. Nous y reviendrons d'ailleurs dans nos prochaines leçons sur le traitement général de la syphilis.

Depuis la publication de mes dernières Leçons dans le *Progrès médical*, j'ai reçu de mon savant confrère, M. le Dr Lenger (de Liège) (chirurgien à l'hôpital des Anglais, Liège) la lettre suivante que son grand intérêt et son opportunité m'engagent à adjoindre comme Appendice à ma treizième Leçon :

« Mon cher confrère,

« Je lis attentivement vos belles Leçons sur la Syphilis, publiées dans le *Progrès médical*, et aujourd'hui j'ai surtout remarqué le passage concernant l'éradication du chancre infectant comme traitement abortif de la vérole. A ce sujet, je puis vous relater en quelques mots une observation qui me paraît digne d'être citée : *En novembre* 1884, j'ai largement excisé au thermo-cautère un chancre infectant du prépuce à un jeune homme de 17 ans qui avait pris le virus en faisant ses premières armes. La femme qui l'avait infecté est entrée un mois après à l'hôpital en pleine évolution des accidents secondaires. J'ai revu, à différentes reprises, ce jeune patient, et je n'ai jamais rien trouvé de suspect ni du côté des muqueuses ni de la peau, ni ailleurs.

« Le chancre excisé avait tous les caractères du chancre infectant; il datait d'environ deux semaines.

« Agréez, etc. »

Liège, le 18 mai 1886. Dr LENGER.

Diday a noté 5 syphilis fortes ; dans la 2e, 5 syphilis fortes seulement, pour un nombre double de malades. S'agit-il de cas exceptionnels ? De nouvelles recherches s'imposent.

TABLE DES MATIÈRES

PREMIÈRE LEÇON

DEUXIÈME LEÇON

TROISIÈME LEÇON

QUATRIÈME LEÇON

CINQUIÈME LEÇON

SIXIÈME LEÇON

SEPTIÈME LEÇON

HUITIÈME LEÇON

NEUVIÈME LEÇON

DIXIÈME LEÇON

ONZIÈME LEÇON

DOUZIÈME LEÇON

TREIZIÈME LEÇON

Traitement de la syphilis à la période du syphilôme primaire.

PARIS. — IMP. V. GOUPY ET JOURDAN RUE DE RENNES, 71.

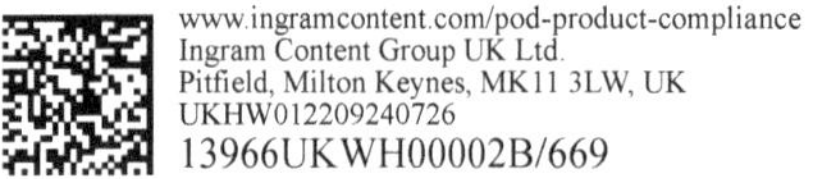
www.ingramcontent.com/pod-product-compliance
Ingram Content Group UK Ltd.
Pitfield, Milton Keynes, MK11 3LW, UK
UKHW012209240726
13966UKWH00002B/669

9 782012 895843